U0340284

○ 增订本

周易悬象 道德悬解

清 黄元御◎撰

黄小龙 任启松◎校注

全国百佳图书出版单位

中国中医药出版社

·北 京·

图书在版编目（CIP）数据

周易悬象；道德悬解／（清）黄元御撰；黄小龙，任启松校注．——增订本．——北京：中国中医药出版社，2025.1

ISBN 978 - 7 - 5132 - 8697 - 8

Ⅰ.①周… Ⅱ.①黄… ②黄… ③任… Ⅲ.①中国医药学 - 中国 - 清代 Ⅳ.①R2 - 52

中国国家版本馆 CIP 数据核字（2024）第073656 号

中国中医药出版社出版

北京经济技术开发区科创十三街 31 号院二区 8 号楼
邮政编码　100176
传真　010 - 64405721
三河市同力彩印有限公司印刷
各地新华书店经销

开本 880 × 1230　1/32　印张 11　字数 237 千字
2025 年 1 月第 1 版　2025 年 1 月第 1 次印刷
书号　ISBN 978 - 7 - 5132 - 8697 - 8

定价 48.00 元
网址　www.cptcm.com

服 务 热 线　010 - 64405510
购 书 热 线　010 - 89535836
维 权 打 假　010 - 64405753

微信服务号　zgzyycbs
微商城网址　https://kdt.im/LIdUGr
官 方 微 博　http://e.weibo.com/cptcm
天猫旗舰店网址　https://zgzyycbs.tmall.com

增订本前言

　　清代名医黄玉璐（1705—1758），字元御，一字坤载，号研农，别号玉楸子，山东潍坊昌邑人，生于康熙四十四年九月。祖父黄运贞，为廪贡生、候补训导，就读于京师国子监。父亲黄钟，为邑庠生，工文翰，善词章。黄氏自幼聪颖，"诸子百家书籍，过目冰消，入耳瓦解"。雍正十二年（1734），黄氏患眼疾，因庸医误药而致毁目，于是转志岐黄，专攻医学。乾隆十五年（1750），黄氏进京行医，因医好了乾隆帝的病，入太医院，乾隆帝赐号"玉楸子"。乾隆十六年，乾隆帝南巡，黄氏奉诏随行，沿途为人治病调药，皆有神效。乾隆帝赞赏其学识，亲书御匾"妙悟岐黄"。乾隆二十三年九月，黄氏在昌邑县南隅村去世，乾隆帝闻知此讯，深感痛惜，亲书"仁道药济"缅怀黄氏。

　　黄元御所著医书，正式刻印的共 11 部，计 98 卷。前 8 部即《黄氏医书八种》，汇刻于清咸丰年间。后 3 部即《黄氏遗书三种》，汇刻于清光绪年间。新中国成立后，人民卫生出版社于 1990 年出版《黄元御医书十一种》。1957年，昌邑老中医刘德正收集到抄本《周易悬象》，报送山东省卫生厅，此事见载于 1960 年的《昌邑县志·人物志》。至今为止，《周易悬象》《道德悬解》都有孤抄本传世，

《玉楸子堂稿》不知下落。《周易悬象》《道德悬解》《玉楸子堂稿》3 部著作在 1949 年前，没有刻印。2012 年 4 月，中国中医药出版社出版《周易悬象 道德悬解》，是《周易悬象》《道德悬解》的首次正式出版。

"易与天地准，故能弥纶天地之道。"医易相通，周易的智慧对中医的辩证思维有着深刻的影响。正如黄元御所说："圣经渊妙以至于此，水尽山穷，别开天地。"黄元御将《周易》经文重新编排，结合传统医理，并详加注解，著成了《周易悬象》。

《道德悬解》为黄元御应朋友之请而撰。黄氏有感于《道德经》传写错讹，节次颠倒，经义宏博，阐释不清，对《道德经》重新进行了校对、编排和注解。《道德悬解》又名《道德经悬解》或《道德经解》，现存一种清乾隆二十一年（1756）王靖廷抄本，一函二册，现藏于首都图书馆。该本也是《四库存目丛书》据本。传言昌邑县中医刘德正于 1957 年曾将收集到的《道德经解》抄本，交由县卫生局长徐松芳送到山东省卫生厅，以备出版。

《周易悬象·自序》中说："夫《周易》言推，乃演卦之法，而设象系辞，则无此意。其《象传》所云'刚来''柔来'诸语，皆于两卦反对，彼此互发，非自别卦推移。而不得其说，穿连诸卦，牵缠轇轕，甚无谓也。仆于《易》理，十年不解。丙子三月，偶与元览处士烛下清言，间及王辅嗣'易无互体'之论。元览以《系传》'非其中爻不备'折之，默言而退，遂有仰钻之隙。既解《道德》《灵枢》，六月中，乃草《周易》。"可见黄元御 1756 年写完《道德悬解》后，与元览处士谈论《易经》时，想到应该把《易经》的"悬疑"作一下解释，于是又写了《周易悬象》。

2011年初，我几经周折，找到了《周易悬象》《道德悬解》两书的抄本复印件，又经一年，完成两书的简体校注本。其间，请任启松老师审定，并写了两书的导读。校勘方面的专业问题，北京中医药大学李云老师和中国中医药出版社张年顺老师等给予了很多指导。初稿完成后，湖南喻当老师和他爱人许琪唯老师花了近两个月时间，帮忙去湖南省图书馆核对《周易悬象》抄本原稿。在此，对各位老师的帮助，表示由衷的谢意。

《周易悬象 道德悬解》自2012年出版以来，重印十余次，引起了不错的反响。同时，也收到了很多读者朋友关于书中差错的反馈。此次再版，在综合大家意见的基础上，又重新核对了底本，并参考《周易》《道德经》相关资料，对初版的一些问题进行了修订。因资料所限，加之本人水平有限，书中错漏在所难免，请读者诸君不吝赐教，以便将来改正。

黄小龙

2024年10月

凡 例

一、《周易悬象》以湖南省图书馆所藏抄本为底本，以中华书局 1979 年影印清阮元校刻《十三经注疏·周易正义》、四库全书唐李鼎祚《周易集解》及民间私印《周易悬象》线装繁体竖排本（亦以湖南省图书馆藏本为底本）为参校本。

二、《道德悬解》以王靖廷抄本为底本（抄写年代及抄写人与黄氏关系等不详），以《道德经》王弼本和《道德经》丛书集成本为参校本。《续修四库全书总目提要》对于此抄本的评定："是书多以养生家言训释老子，于原文章次多所变更，字句亦多有窜乱，谓之《改本老子》可也。"

三、凡原书讹衍倒夺之处，或据校本改正，或指出其疑点，择要说明，不一一出注。因《周易悬象》为孤本，黄元御释文部分无可参校，故只能以意校改，或指明疑点，出注说明。

四、本书采用简体字横排，凡原书中繁体字、异体字、俗体字，皆径改。对于黄元御释文涉及的某些异体字及古今字，与上下文义有关的，保留原貌。通假字保留，不常见者出注说明。

五、本书乃黄元御对《周易》《道德》的整理与注释，黄氏在释文同时兼作释音、释义，有时引述资料以作补充说明，此类文字皆以作者"自注"形式，用小字加以区分。凡底本释文中此类小字，本次点校仍为小字。

六、《周易悬象》成书于丙子（1756 年）六月，详见《周易悬象·自序》。《周易悬象》原抄本上经卷首有"都昌黄元御玉楸子著，元孙兆泽仁庵订正，兆泰子开笺释"，今删。

七、关于《道德悬解》成书年代。据黄元御《灵枢悬解·自序》："丙子二月，方欲作之（《灵枢悬解》），澹明居士请先解《道德》。《道德》（《道德悬解》）既成，于二月二十五日，乃创此草（《灵枢悬解》）。"可知《道德悬解》写于丙子二月。《道德悬解》底本上卷卷首有"东莱玉楸子黄元御（字刊载，别字研农）解，门人毕维新述"，今删。

校注者

2024 年 8 月

总目录

周易悬象

导　读

　　《周易悬象》是清代名医黄元御以象为核心，兼顾数与理，对周易进行阐释的一部力作。易的正解是象解。两千余年来，以象解易者较少，而以文解易，甚至望文生义者，则比较多。而在以象解易中，行文突兀难以理解者，又有不少。因此，黄元御的"悬象解易"就显得弥足珍贵。

　　近代中医所面临的困境，固然有历史、政治、经济上的诸多原因，但最根本的是学中医的人逐渐远离了熟习《素问》《灵枢》《难经》《伤寒论》《金匮要略》《神农本草经》等古代经典的环境。即使有一小部分人仍在读经，也基本上没有人深研经文理论的详细来历，也就是"道"与"易"。

　　易学叙述变化，弥纶万有，洁净精微，博大渊涵。《易》与老子《道德经》一起，以天人相应为宗旨，叙述天人一气，共此阴阳，是华夏文化的源头。

　　历史上易学分《连山》《归藏》与《周易》。夏《易》曰《连山》，自伏羲朝传十九帝而至神农，由神农起演。《连山易》以艮卦为首，取山脉之绵亘起伏，威稳含藏，云气内生而气象万千。《归藏》由黄帝起演。黄帝以土德王，以土为用，万物皆取于土，土为万物之载。坤土用虚，以坤为地，地是万物之归藏，故以坤卦为首，起演易卦，曰《归藏》。"文王拘而演《周易》，仲尼厄而作《春秋》，不韦迁蜀，世传《吕览》，韩非囚秦，《说难》孤愤。"由司马迁的话可知周易为文王推演。文王系卦辞，周公续爻辞，其时在周，故称《周易》。春秋时孔子读之不舍，为序《十翼》，流传至今。

圣人作易，初只有卦画与图像。唐尧虞舜之后，文字得普，始辅列文字说明，实则图画为主而文章为次。由于文章好记忆、好背诵，遂使世人皆在意文字而视图像为等闲，画之大义遂转隐晦。"道可道，非常道；名可名，非常名。"所以世人是得其胶固之末而舍其鲜活之本也。

宇宙万有皆起于象，而所有图像皆源于河图、洛书。河洛是卦画之祖，亦为易之所本。

据《尚书注疏》记载，从伏羲一直到周初，都曾先后在黄河与洛水之滨发现远古时代的"龙图"与"龟书"。这可能是大洪水泛滥时期，汇流、沉积后，再冲刷出来的远古文物，也可能是冰河期以前，上一纪元的文化结晶。河洛之出，以象显也，其象所示，乃数也。诸数森列，如环无端，一气周流也。这是因为，有其气者必有其数，有其数者必有其象。

河图示生，洛书示制。造化之机，不可无生，亦不可无制，无生则造化无由，无制则亢而为害。亢则害，承乃制，制则生化。万有随时随处有生，也随时随处有制，生克一体，互用不离。五十五数之河图与四十五数之洛书，合之则为一百，实为一。洛书之数是从河图而来，河图之横列为九四三八，洛书之左方亦为九四三八。图之纵列为二七六一，书之右方亦为二七六一，方位虽异，数却无差。所不同者，河图数有十，洛书只到九。洛书言制，因己土外溃，故而无十。九者究也，至十又变为一。

河洛的点数与伏羲的卦画有一一对应关系，按先天卦数，乾九、兑四、离三、震八、巽二、坎七、艮六、坤一，以此来对应河图横列的九四三八，于卦则得乾兑离震，合于伏羲八卦一二三四之位序。其纵列之二七六一，于卦则得巽坎艮坤，合于伏羲八卦五六七八之位序。后天八卦之卦数较先天有所不同，因而位序也不同于先天，兹不赘叙。

为了理解象，圣人引入了阴阳的概念。阴阳是圣人因指而得月的手指，它绝不是月，仅是我们认识象时采用的工具而已。再者，以阴阳的简单分法，将二元论引入了象的讨论，会使我们对象的理解打折扣。但毕竟以阴阳为手段，对象进行讨论的办法，是最简单的方法。除此之外，对于变动不居、整体协调、可巨可细的象来说，我们还没有更好的办法。这就是说，使用一种方法在有很多方便的同时，也会有若干局限与不便。

大自然之为道，一气周流，循环往复，经久不衰。在一气运行中，上升、发散、出使、卫外而固为阳；下降、敛聚、守定、藏精起亟为阴。阴与阳是描写一气运行的两种动象，不是阳为功能，阴为物质。一气之中，是处皆阴，是处皆阳；是处皆开，是处皆合；是处皆升，是处皆降。阴阳其小无内，万物负阴而抱阳，阴阳是根本没有办法分开的。因此，将阴与阳分开讨论就要注意了。例如纯阴、纯阳，这个"纯"在实际中是不可能的，求极限，无限接近。乾卦阳再多，里面也得有阴；坤卦阴再多，里面也得有阳。不如说至阴、至阳。只是书本为了说明，搞出一个纯阴与纯阳来，再让它们相交，是为了揭示阴阳相参的原理。这就要求我们在学习时要理论联系实际。

一气运行之时，阴的形态有开、合、枢转，阳的形态也有开、合、枢转。阴开为太阴、枢转为少阴、合为厥阴；阳开为太阳、枢转为少阳、合为阳明。以上为三阴三阳。在宇宙天地与万事万物之中，是三阴三阳之为天，三阴三阳之为地，三阴三阳之为人，三阴三阳之为万事万物。万事万物都有个象，这个象就是三阴三阳的象。

三阴三阳实际是两阴两阳。因为阳明者，两阳合明，阳明合太阳、少阳。厥阴者，是二阴之合，合太阴、少阴。厥者，变也，很快由阴出阳。所以也可以说是两阴两阳之为天，两阴两阳之为地，两阴两阳之为人。太阴、少阳、少阴、太阳（四象）与基因学说的四个碱基 ATGC，一定在某些方面存在着对应关系。

宇宙之一气，迎之不见其首，随之不见其尾，悠远而不知其始，浩荡而不知其歇。一气弥散六合，横无际涯。一气之中，有"有"有"无"，有无相生。它们无中生有，有化为无。在宇宙收缩、接近完成之时，是一个无极的世界。时间、空间，皆处于无，此时为太易。太易之时，未见气也。这是当黑洞把所有物质与气消化之后，宇宙在高速旋转中收缩，逐渐缩为一点，极小极小。高速旋转，缩为一点的宇宙，是一新太极，于是太极初生，是谓太初。新太极高速旋转，吸收"无"，出

现膨胀，发生分裂甚至爆炸，于是瞬间向四面八方崩解
出无数太极。太极旋转聚集，各向不同，于是产生形
状。这是形的开始，是谓太始。逐渐生长，形质兼备，
是谓太素，也就是大千世界能够看到的万有。在现在的
宇宙中，既有超新星的爆发，也有红巨星的坍塌。既有
星云星球、流浪个体、大片云气以及地球生命，也有大
大小小的黑洞吸入万有，将太极变为无极，是谓有无相
生。整个宇宙一直都在旋转，当宇宙空间爆发与生成占
优之时，宇宙处于膨胀时期。当爆发与生成抵不过星球
的坍塌与黑洞的消化，宇宙就开始收缩，在旋转中收
缩，越缩旋转越快，一轮之末，将旋缩为一点。

　　伏羲八卦次序图，又称小横图，第一层是太极，第二
层是阴阳，第三层是太阴、少阳、少阴、太阳，第四层是
八卦。之所以称为横图，其意是指图应该横着看。它反映
的是一气运行的盈缩之象，第一层是太极，一整团，没啥
说的；第二层是阴阳，横着看，或由阴至阳，或由阳至阴，
是或盈或缩；第三层也是横着看，是太阴、少阳、少阴、
太阳，反映的盈缩之象更细致一些；第四层为八卦，由坤

伏羲八卦方位

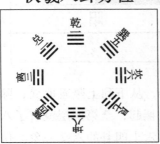

伏羲八卦次序

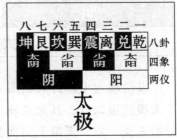

至乾是阳进，反之阳退，由乾至坤是阴进，反之阴退，一阳起于震，一阴起于巽。

在伏羲先天八卦中，由坤开始，一阳占据坤之初爻，一阳升起而遇重阴，就变为震。阳气继续前进，阳包围阴就变为离。阳再前进，将阴从中位赶出去就变为兑。阳气占满三爻就变为乾。这四象的变迁象征天地之间，子时一阳启动，到太阳从东方升起，再到日中当午的形象，这是盈。从中午开始，阳下阴上，一阴启动，一阴占据乾之初爻就成为巽。阴气继续成长，阴气包围阳气，就成为坎。阴气继续长进，将阳气从中位赶出去，就成为艮。阴气占满三爻，就又回到坤，这是缩。

伏羲六十四卦大横图

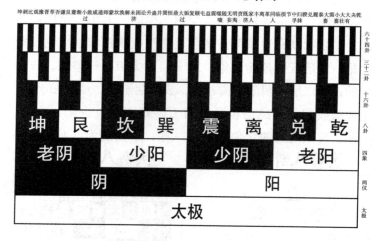

以伏羲六十四卦大横图为准，从下到上竖着取爻，除了太极底层以外，其余爻画分层摞起，至第四层就有了八卦的三爻一象，至第七层就有了六十四卦的六爻一象。伏

羲横图从下往上的每一横层都是一个太极的表述，它们都表达同一个意思，之所以重复排列，只是因为"细度"不同，因而信息也更丰富。就像是地图，同是表达一个地区，太极用1:8000，两仪用1:4000，四象用1:2000，八卦用1:1000，六十四卦用1:125。当然地图只表达地面的单一信息，而卦爻所传递的信息则更多。竖向将六十四卦的卦爻组合起来，并将它们压缩回根部的太极之内，这样在太极之内就有了横向一排六十四卦的卦画。

整个看横图，就像是一棵树木，太极为根干，两仪为分干，四象为主叉，八卦为细叉，直到六十四卦为梢叶。木之津从树之根干上流向梢叶，光合作用的结果又从梢叶下传回根干，整个一个回环。八卦的方向就像木之津，是从下部一爻到上部第三爻，六十四卦的方向是从下部一爻到上部第六爻。一爻是将来者进，末爻是功成者退，爻位不变，气如跨栏，从下向上行进。

在横图的第四层，即八卦层面，由震、离、兑到乾为阳进，阳行降。由巽、坎、艮到坤为阴进，阴行升。震胆、离心、兑肺、巽肝、坎肾、艮膀胱，故心降、肺降、胆降、肝升、肾升、膀胱升。全真的三升三降从易的层面为人体的脏腑升降提供了理论依据，《素问》据此阐发，提出了"左右者，阴阳之道路也，左路阳生阴长，右路阳杀阴藏"。己土左旋上奉，木生于水而长于土，上行化为心火。戊土右转下行，君相之火下降，金收化为水藏。是在四象枢土之中，实现载营魄抱一。

草木金石为什么能治好病呢？草木金石生长化收于天地之间，天之六气风寒暑湿燥火于春夏秋冬透彻寰宇，因而也寄性于万物。使草木金石各自具有寒热温凉四气，以应天之四季。地之五行木火金水土在昼夜轮替与季节变换之中，以生长之气、震离之气、敛收之气、闭藏之气与稼穑之气寄情于万物，使草木金石各自具有了酸苦辛咸甘五味，以应地之五行。人是天地之间数百万种生物中的一种，天地不仁，以万物为刍狗，是天地之气使万物之气聚散。草木金石是天地之气，万物是天地之气，人之气也是天地之气，天人一气，共此阴阳。人之生病是人之内气的运行不能顺应天地之气的变化，是人之内气较天地之气有偏。怎么办呢？人们想到了寄有天地之气的草木金石，以及血肉有情之品。人类通过嚼、饮、敷、熏、洗、浴等形式，以草木金石、血肉有情之品为媒介，将天地之偏气导入人体，以物之偏气纠病之偏气，以达到使人体六气与天地六气相应。

　　经典中医是严格的，中医诊疗的核心是观象，即先观天地之三阴三阳，再观病人之三阴三阳，使用象数与理，述象、立法、用方、调剂，这就是经典中医的规范。经典中医的感悟是象，交流也是象，离开象数与理，就谈不上经典中医。

任启松　黄小龙

2024 年 5 月于北京

目　　录

序

在昔文、周、孔子三圣传《易》，本兴神物，以前民用，百姓之愚，可以与能者也。顾三圣而后，非第百姓不能，而汉魏唐晋①诸家，《易传》亦未能尽通，下至此后诸儒，经义全昧，而议论俗腐，辞理庸烂，三圣人安得有此等肺肠。盖《易》兴末世，蒙难而作，忧患深切，语多隐晦，言曲而事肆，旨远而辞文，龙跃虎变，风号雷惊，天语飞声，人文失色，加之简策凌乱，章句舛互，泥其辞反失其意，拘其文乃背其情。临水投石而没人②不得，当空粉块而明者不见。况于迂腐下士，测以胶固之心，解以株守之辞，化神奇为臭腐，对之使人白日欲睡矣。

萧山毛奇龄，以旷世逸才，笺注五经，并皆精彻。惟其《易解》误于仲氏推易之说，仲氏，奇龄之兄，名锡龄。将无为有，自生葛藤，以致全书支离，殊难为训。夫《周易》言推，乃演卦之法，而设象系辞则无此意。其《象传》所云"刚来""柔来"诸语，皆于两卦反对，彼此互发，非

---

① 唐晋：依义当作"晋唐"。
② 没人：能潜水的人。

自别卦推移。而不得其说，穿连诸卦，牵缠轇轕①，甚无谓也。

仆于《易》理，十年不解。丙子三月，偶与玄览处士烛下清言，间及王辅嗣②"易无互体"之论。玄览以《系传》"非其中爻不备"折之，默然而退，遂有仰钻之隙。既解《道德》《灵枢》，六月中乃草《周易》。诸象玄杳，皆在《说卦》之中，临文有得，不烦蔓引株连。尔时剪烛夜研，辟户晨推，每讶心开，恒惊须断。迄于三灵玄感，一线幽通，太璞既雕，大圜亦破。乃知圣经渊妙，以至于此。水尽山穷，别开天地。往于故纸之中求之，宜其不得也。嗟乎，三圣明《易》，皆遭困危。今且久客都城，否困极矣。爰解《易》象，是真《易》能困人耶？非《易》能困人也，不困不解耳。以《易》理之玄，三圣于困中解之。况无三圣之才，欲于得意之际，恚然解焉，不亦难乎！所谓困亨者此也，然则与欲求亨，不如守困矣。

乾隆二十一年丙子九月庚午黄元御撰

---

① 轇轕（jiāogé）：交错，杂乱。

② 王辅嗣：王弼（226—249），字辅嗣，魏山阳人。魏晋玄学理论的奠基人。

上　经

卷一

第一卦　乾

乾下乾上，乾为天。

乾，元亨利贞。

此文王彖辞亦曰系辞、《系辞传》。"圣人设卦观象，系辞焉而明吉凶。"兼指象辞、爻辞也。乾，卦名。乾卦三爻，重为六位六爻，两乾合卦，故仍称曰乾。元，始也《文言》："乾元者，始而亨者也。"元者，善之长也，长亦始也，于四时为春。亨，嘉也《文言》："亨者，嘉之会也"，于四时为夏。利，利也《文言》："乾始能以美利利天下"，于四时为秋。贞，干也《文言》："贞者，事之干也"，于四时为冬。乾以天德而统四时，元始于春，亨嘉于夏，美利于秋，贞干于冬，是谓乾之四德也。

象曰：大哉乾元，万物资始，乃统天。大明终始，六位时成，时乘六龙以御天。首出庶物，万国咸宁。云行雨施，品物流形。乾道变化，各正性命，保合太和，乃利贞。

此孔子《彖传》。《系辞传》："彖者材也。"谓一卦之体材也。彖者，言乎象者也，谓统于一卦之大象也后同。春为四时之首，万物之所资始万物资始于春生，乃统乎天德，而为一岁之纲领者，是以曰大。乾以纯阳而生大明阴幽阳明，终始健运，爰生六位六爻之位。六位时成，时乘六龙，由初而上，以御天宇统下六爻而言。首出庶物之表，覆冒六合而万国咸宁义详《文言》。乘龙在天，是兴云雨，云行雨施而品物添形。由春生而及夏长，百族畅茂，是谓之亨。由春夏而及秋冬，乾道变化，四时岁成，生长于前，收藏于后，万物于此，各正性命。万物者，本于天之太和元气而化生也。性命既正，始终皆周，于以保合其太和，乃为利贞《文言》："时乘六龙，以御天也。云行雨施，天下平也。""云行雨施，天下平也①"二句，原在"时乘六龙，以御天也"下，旧本错乱，此为正之。

象曰：天行健，君子以自强不息。

此孔子《象传》此《大象传》，后同。乾为天，天行刚健。君子以此上法天行刚健之象，自强不息。乾以四德迭运，自元而亨，自亨而利，自利而贞，自贞而元，推迁不已，是天行之健也。君子法之，体仁以长仁，嘉会以合礼，利物以合义，贞固以干事，是君子自强不息也义详《文言》。

初九：潜龙勿用。

_____

① 天下平也：此四字原脱，据上文及本书《文言传》补。

象曰：潜龙勿用，阳在下也。

画卦从下始，故下卦之第一爻曰初。奇画为阳，偶画为阴。阳为九，阴为六。画成于三，三其三则为九，二其三则为六，所谓三天两地也。龙，阳物，故以龙喻阳爻。卦之三画，以象三才，因而重之，是有六爻。初二为地，三四为人，五上为天。二已出居地上，初则犹在地下。阳居初九，未出地也，其象潜龙勿用勿有作用。此周公爻辞也。"象曰"以下，孔子《象传》此《小象传》，后同。潜龙勿用，阳气潜藏于地下也。

九二：见龙在田，利见大人。

象曰：见龙在田，德施普也。

初、二皆地位，而二为得中。阳升九二，已非潜藏，而方出地上，未能飞腾，是谓见龙在田。二五皆中，以圣人而在田野，上与九五大人同德相感，故利见之。见龙在田，以臣位而居中正，上合九五，自当德施普也义详《文言》。

九三：君子终日乾乾，夕惕若厉，无咎。

象曰：终日乾乾，反复道也。

三、四人位，九三居下乾之上爻。下乾上爻，其视九二，为已，为过中失位，故君子于此终日乾乾，夕惕若厉。乾乾，戒惧之义。以下乾之终，际上乾之始，故有乾乾之象，所谓三多凶也《系传》。终日乾乾，则已朝夕匪懈，而夕惕更若危厉。阳居退位，不敢朝勤而夕息也。幸在下卦之上，未至亢悔，可以戒惧保全，是以无咎。终日乾乾，反而求复①于道也义详《文言》。

九四：或跃在渊，无咎。

象曰：或跃在渊，进无咎也。

龙本在渊，在渊而有跃动之意，是欲进也。盖九四亦居乾之下爻，上乾下爻与初九无异，是曰在渊，"在渊"即潜也。然在上卦之下，究与初九不同，地近九五，故有跃跃欲进之象，非纯潜也，但限在五位之下，未能飞耳。或跃在渊，势似可进，则或有进意亦无咎也义详《文言》。

九五：飞龙在天，利见大人。

象曰：飞龙在天，大人造也。

五六皆天位，而五为得中，阳升九五，天位中正，是谓飞龙在天。以刚健之德，居中正之位，下与九二同气相合，二亦大人之在下者，故利见之。造，登进也。飞龙在天，大人而登天位也。二但有其德而无其位，九五以大德而登天位，天人之首出者也义详《文言》。

上九：亢龙有悔。

用九：见群龙无首，吉。

象曰：亢龙有悔，盈不可久也。

用九，天德不可为首也。

凡物之理，盈则必亏。上九过中失位，是谓亢龙。物忌盈满，是以有悔。自初九以至上九，时位不同，故吉凶

---

① 复：原作"后"，据上文改。

异象。位居五爻之上，群龙之首也。用此九者，穷则知变，见机而退，是见群龙无首也，故吉。亢龙有悔者，此盈满不可久居也。用九者天德，天德者不可为首也。旧以《上象》《下象》《上象》《下象》《上系》《下系》《文言》《说卦》《序卦》《杂卦》为孔子《十翼》。汉田何《易》原以上下二经与孔子《十翼》为十二篇。东莱费直，始分《十翼》《彖象》二传，附之二经每卦之后。其后，郑玄复分彖、象、诸传，附之象、象各节之下。故高贵卿公有"彖象连经"之问。魏高贵卿公问博士淳于俊曰："彖象不连经文，而注连之，何也？"俊曰："郑康成合彖象于经者，欲使学者寻省易了也。"而乾卦象象列在六爻之末，犹仍其旧，条列参差，前后不一，此为移正，令其画一也。

第二卦　坤

坤下坤上，坤为地。

坤：元亨，利牝马之贞。君子有攸往，先迷后得主，利。西南得朋，东北丧朋，安贞，吉。

坤亦卦名。四德者乾坤所同有，天地合德而后生成之义周，故坤以地道，而亦曰元亨利贞。特乾刚坤柔，健顺异性，其利贞也，与天行不同，利牝马之贞耳。夫乾为龙，乾卦六爻又为马见《说卦传》，其性皆健，比乾象也。坤，顺也，而亦曰马，是必牝马矣。乾以龙骤，坤以马象干宝《易语》①，龙行于天，马行于地，柔顺调良，是坤德之利贞也。君子于此而有所往，先则迷惑，后得主利。盖阳为君主，阴为臣妾。臣妾之行，有后无先，先之必迷而失道，后之乃顺而得主，终身之托在焉，是以利也。其得主之地，必有其方，方在东北，不在西南。以兑西少女，离南中女，坤之朋也；震东长男，坎北中男，非坤之朋也崔憬说。而阴以从阳为正，则宜于得主，而不宜得朋；宜于丧朋，而不宜丧主。西南得朋，失其主矣；东北丧朋，得其主矣。阴得其主则安，贞吉。安，柔顺也。安贞，牝马之贞也。

象曰：至哉坤元，万物资生，乃顺承天。坤厚载物，德合无疆。含弘光大，品物咸亨。牝马地类，行地无疆。柔顺利贞，君子攸行。先迷失道，后顺得常。西南得朋，乃与类行。东北丧朋，乃终有庆。安贞之吉，应地无疆。

坤之四德，亦以元始。地气左升，春回冻解，万物资生，实于此起。此乃阳施阴受，顺承天泽，以发育百族者也，是亦曰至此坤之元。坤以博厚德载物，德合无疆之远，其体含弘，其发光大，滋养荣华，而品物咸亨此坤之亨。牝马，应地之类，行于地者无疆，以柔顺之性而为利贞此坤之利贞。是坤之四德皆备，但以柔顺为贞耳。良以阳倡阴随，礼之常也。君子于此而有所行，先则迷而失道，后则顺而得常。西南得朋丧主，乃与类行与同类共行；东北丧朋得主，乃终有庆。此其安贞之吉，应乎地之无疆矣柔顺利贞，即安贞也。

---

① 易语：疑为"易注"之误。东晋干宝有《周易注》一卷。

象曰：地势坤，君子以厚德载物。

天以阳动，故曰行；地以阴静，故曰势。乾，健也；坤，顺也。天行健运，君子以自强不息。地势顺承，君子以厚德载物。所以谓崇效天，卑法地也。人居天地之中，位列三才，崇效卑法以配天地，人道当然也。坤厚载物，德合无疆，此地势也。地之厚德载物，本以顺承天行；君子之厚德载物，又复顺承地势。老子所谓"地法天，人法地"也。

初六：履霜，坚冰至。

象曰：初六履霜，阴始凝也。驯致其道，至坚冰也。

《后汉·鲁恭传》："履霜坚冰，阴始凝也。"《三国·魏文纪》太史许芝引此："初六履霜，阴始凝也。"王辅嗣、韩康伯、朱氏《本义》，皆依《魏志》，今从之。

坤为十月汉人十二辟卦，坤属十月。辟者君也，方其初六初始，才见履霜，坚冰未结，而非久当至。盖秋冬阴盛则寒凝而为霜雪，坤卦六爻纯阴，初六之履霜，一阴始凝也，然开其全盛势者即在此爻。自此驯致其道，六爻皆备，必至坚冰也。则阴长阳消正在此时，于其初凝，已可惕然矣。

六二：直方大，不习无不利。

象曰：六二之动，直以方也。不习无不利，地道光也。

六为阴爻，二为阴位。坤卦六爻纯阴，而二居下卦之中，则六二者，坤阴之正位也。夫乾以健动，而坤以刚动《文言》："坤至柔，而动也刚"。乾之动直《系传》："夫乾，其动也直"，坤承天德，其动亦直。既与乾天俱动，则不但直，而且能方，故乾为圆著，坤以方显《说卦》："乾为圆。"《文言》："坤至静，而德方"。抑不但方，而且能大，故乾以大始，坤以大终《系传》："乾知大始。"《象传》："用六，永贞，以大终也"。坤具资生之德，时当六二，生气畅动，养育化成，渐升地表。直方、广大之性于此悉发矣。习者，重也坎以重，曰习坎。乾于九二上登九五，必须重卦乃能得位。坤重则博，博则含弘；坤重则厚，厚则广大。本以三爻而成六位，习而重之，方见全坤。然而坤德但在六二，不应六五，六二之动已是直以方也。六二得位，则不俟重习，亦无不利，以其地道已光也。地道光者，厚德发越，化机光显也。

六三：含章可贞，或从王事，无成有终。

象曰：含章可贞，以时发也。或从王事，知光大也。

坤德未发，则曰含弘。坤德既发，则曰光大。美在其中《文言》语，而光发于外，是其章也《象传》："文在中也。"文即章也。而时当六三，坤阴失位坤为阴，为地，三为阳，为人，则以含其彩章为贞，未可外露光华也。然国家有事，君主成之，臣妾终之，是其分也。含章不露，或自安臣妾之职，从于王事，虽无成也，而亦能有终。以三居下卦之末，失成物之位，而有终事之象也。其含章可贞者，暂为韬晦，归以待发也。其或从王事者，深于时务，可谓智光大也。

六四：括囊，无咎无誉。

象曰：括囊无咎，慎不害也。

括，包也。六四在上卦之下，地道未光六四与初六相类，而地位稍高。括囊自晦隐身自晦如囊，包括不泄，合于明哲保身之宜，则无咎誉。括囊无咎者，由其慎以全身，是以不致有害也。

六五：黄裳，元吉。

象曰：黄裳元吉，文在中也。

五为帝座，黄为王服。自隋文以后，天子衣黄，法土德也。衣黄居五，尊贵极矣。但六五阴爻，黄裳下衣则亦坤中之君后耳。坤于六五之时，当以后妃正位中宫，职于内正。或以公侯分符大邦，爵列外藩，是乃元吉之象。黄裳元吉者，以其含章，有美文在中也。六三，《文言》："阴虽有美，含之以从王事。"六五，《文言》："美在其中。"美即章也，章即文也。

上六：战龙于野，其血玄黄。

用六：利永贞。

象曰，龙战于野，其道穷也。

用六永贞，以大终也。

阴息午中，阳生子半，物极则反，一定之理。上六以穷阴之位，理当思变。穷而不变，势极灾生，必有伤之者矣。阴盛之极，乾阳来复，爰有龙战于野之象坤为地，地之九土，名曰九野。穷阴既衰，微阳未盛，均势相争，究于两败，故其血玄黄。玄黄，两败俱伤之色《文言》："玄黄者，天地之杂也，天玄而地黄"。用六之法，利于永贞。永贞者，含章为贞，永久不替也。以大终者，终保其大也。龙战于野，以其阴道之穷也。用六永贞，乃能以大终也。数极则穷，穷则必变，变化之用，所以济数之穷也。《系传》所谓"穷则变，变则通，通则久"者，《易》之用也。乾之上九，亢龙有悔，阳数之穷《文言》："亢龙有悔，穷之灾也"。坤之上六，龙战于野，阴数之穷《象传》："龙战于野，其道穷也"。故乾坤二卦有用九、用六之法，君子精义入神，以致用也。此其独于乾坤言之者。六十四卦皆八卦所变，而八卦之六爻，又乾坤所生，则凡九皆为乾爻，凡六皆为坤爻。故上九、上六之穷，尽属乾坤之事，见诸卦之有此象者，并以此义推之也。

第三卦　屯

震下坎上，水雷屯。

屯：元亨利贞，勿用有攸往，利建侯。

乾坤，天地也。《序卦》："有天地，然后万物生焉。盈天地之间者唯万物，故受之以屯。屯者①，物之始生也。"屯卦，震为长男，居卦之始；坎为中男，居卦之终。以长子而先万物，理之自然。方震动而遇坎险，开国承家，创造艰难，是之谓屯。其中亦有元亨利贞之象，但大险在前，所往不利。利于建侯，以济艰虞耳。

象曰：屯，刚柔始交而难生，动乎险中，大亨贞。雷雨之动满盈，天造草昧，宜建侯而不宁。

屯卦，坎水震雷相合，以乾之下爻交于坤之初位，变而为震。震雷发动，而坎水在上，动不出险，是刚柔始交而难

---

① 屯者：《序卦》此上有"屯者盈也"四字。

生也。乾刚，坤柔，屯难。世难方殷，而动乎险中，经纶不息《象传》："君子以经纶"。异日之大难削平，归由乎此，是有莫大亨贞之象焉。元，大也。震雷坎雨，雷雨之动满盈上下《序传》："屯者，盈也"，此洪荒初辟，天造草昧之秋《序卦传》："屯者，物之始生也"，生意未显，故有草略冥昧之象，非一人所能定，宜分国建侯，共济大难而不得宁也。

象曰：云雷屯，君子以经纶。

云雷为屯坎在下为水，在上为云雷。云降则为雨，雨下则为水也。屯者，难也。天地相交，必作云雨①，雨落云收，是乾坤俱泰之时。方其云密雷殷，阳郁阴迫，感通弗畅，霖雨未零，是亦天地屯难之秋。当此屯难初作，国步多艰，君子以之经纶世务，未能偃然自已也。

初九：磐桓，利居贞，利建侯。
象曰：虽磐桓，志行正也。以贵下贱，大得民也。

初九，一阳下动雷起，龙升莫捷也。而得坎成屯，动而辄沮，乃有磐桓不进之象。于此守分居贞，剖符建侯，皆其所利也。盖初九虽需磐桓，而居贞莫渝，则其志行自正也。且以贵下贱，初九一阳在二阴下，阳贵阴贱，又当大得民心也。以志行之正，得民心之和，是有君德矣。则大启土宇，树立藩屏，此屯难初生之切务也。震为诸侯见《虞氏易》，阳动阴下则为雷，震雷百里，诸侯之象见《白虎通》。诸侯地方百里也，故利建侯。《象传》："动乎险中，

---

① 必作云雨："云"下原有"收"字，涉下而衍，据文义删。

大亨贞。"谓此爻也。

六二：屯如邅如，乘马班如，匪寇婚媾，女子贞不字，十年乃字。

象曰：六二之难，乘刚也。十年乃字，反常也。

乾为马，震得乾初亦为马。六二以坤阴而履震阳，是有乘马之象。而屯如邅①如屯、邅，迟塞也，乘马班如班如，马不欲行也。《左传》有"班马之声"，谓马不欲行而鸣嘶也，迟迟其行，马不前也。六二之位，上应九五，阴阳正配，此非寇仇。坎为寇盗，实婚媾也。踌躇不进，能无愆期？而马迟于下，迫吉方进。阳止于上九五至六三为艮。艮，止也，授绥无日，则女子守贞，盛年不字，自其分也字，妊育也。《本义》误作"许嫁"。《礼记》："女子笄而字，男子冠而字。"男子何能许嫁？命之字耳。盖自六二以至六四，数偶成坤。乾无下交之爻，三索皆空，是无字象。迫数历三坤，上合九五，乃成孕字，而已至十年坤为地，地之尽数为十。是未始，非婚媾，但相遇之晚耳。六二之难，下乘震刚而磐桓也。十年乃字，是与常理相反也。

六三：既鹿无虞，惟入于林中，君子几，不如舍，往吝。

象曰：既鹿无如，以从禽也。君子舍之，往吝穷也。

六三当震木之上，艮山之下六三至九五为艮，是有山林之象。则既鹿从禽震为麋鹿，见《虞氏易》，可以有获。而位居震动之终，艮止之始，则鹿而无虞，其行不成，即欲强往，

---

① 邅（zhān）：难行不进。

亦惟入于空林之中，无所获也。君子见机，不如舍之，往当有吝。盖欲既鹿而无虞，人①以从禽也。君子舍之，往则必吝穷也。

六四：乘马班如，求婚媾，往吉，无不利。

象曰：求而往，明也。

四与初皆在两卦之下，是为同气。四居初上，以柔履刚，亦象乘马。震马磐桓，班如如旧，而位连九五，易承恩泽，则欲求婚媾而往，自当吉，无不利。盖此之求而往者，明于时势，必有成也。

九五：屯其膏，小贞吉，大贞凶。

象曰：屯其膏，施未光也。

坎为云雨膏泽之象《诗》："阴雨膏之"，而九五以一阳而临二阴，卦成艮止，恩泽不降，是屯其膏也。膏之所以得名者，正以此爻。阴为小臣妾也，阳为大君主也。穷居守节，臣妾之常，而非君主之宜，故小贞则吉，大贞则凶。穷居守节曰贞。初九之贞利者，小也；九五之贞凶者，大也。所谓屯其膏者，君德莫逮，恩施未光也。

上六：乘马班如，泣血涟如。

象曰：泣血涟如，何可长也。

上六下履坎阳，九五亦象乘马，而九五以一阳而沦于二阴之中，则坎之所以乘险者，全缘上六一爻，阳陷而阴

---

① 人：此字疑衍。

升也。而屯之所以多难者，亦即在此。上六当阴尽之位，处险极之所，前途既穷，后路无归，徘徊莫往，悲惧交生，故有乘马班如，泣血涟如之象《说卦》："坎为血"。物穷则反，当此险难困穷之时，以至泣血涟如，此亦何可长也。

第四卦　蒙

☶　坎下艮上，山水蒙。

蒙：亨。匪我求童蒙，童蒙求我。初筮告，再三渎，渎则不告，利贞。

《序卦》："屯者，物之始生也。"物生必蒙者，蒙也蒙，昧，物之稚也。蒙卦，坎为中男，居卦之始；艮为少男，居卦之终。以少子而当童蒙，物之昏昧而稚弱者也。而蒙昧之中亦有亨理，谓六五也爻辞："六五，童蒙吉。"吉，即亨也。我，九二也。所以亨者，匪我求童蒙，童蒙居六五而求我也。我于九二，任教养童蒙之责，譬之于筮，先知来事，以觉昏迷，是占者之师表也。占者初筮，诚意未谕则告，再三为渎。渎则不告，守正以养蒙，是贞也，我之所利者，此也阳以居五得位，九二未得位，故宜守贞。

彖曰：蒙，山下有险，险而止，蒙。蒙亨，以亨行，时中也。匪我求童蒙，童蒙求我，志应也。再三渎，渎则不告，渎蒙也。蒙以养正，圣功也。

蒙卦，坎水在下，艮山在上。艮止坎险，山下有险，遇险而止，其象为蒙。盖以高山而阻巨壑，草木荫森，径路未辟，是境最为蒙昧，非有知者导之，动则迷罔，何所适从？而卦辞蒙亨，是何以言？以蒙居六五，其位为中，此之亨者，行乎时中也此成王、太甲，幼年即位之象。匪我求童蒙，童蒙求我。六五、九二上下皆中，二以乾之中爻，本乎天者亲上；五以坤之中爻，本乎地者亲下。其志应也。初筮告，以九二刚中，有忠直之节，兼师保之谊，问意既诚，自当忠告也此周公辅成王、伊尹辅太甲之象。再三渎，渎则不告，亵慢无形，言必不入，而淳淳莫停，非但蒙渎我，我亦渎蒙也。贞者，正也。养蒙者去其亵渎戏慢之意，以正道养之。蒙以养正以养而正，是圣功也。

象曰：山下出泉，蒙。君子以果行育德。

以艮山而上坎水，是为山下出泉，涓涓始添，未成江河。方之人之初生，有蒙象焉，是之谓蒙。下有九二之刚，上有六五之柔，君子以刚之中而果决其行，以柔之正而养育其德。所谓蒙以养正者，即此义也。

初六：发蒙，利用刑人，用说桎梏，以往吝。
象曰：利用刑人，以正法也。

阳为德，阴为刑。坎之一阳，陷于二阴，故坎以阳卦而为刑德《九家易》："坎为律，为桎梏"，其阴盛也。当初六之时，养蒙者发其蒙蔽之端，功于此始。取象一阴，明罚饬法，以警愚蒙，故利用刑人，设用说桎梏以往说、脱同。自上而下为来，自下而上为往。以往者，自此而及以上诸爻，则法度不整，昏蒙蔽塞，终无开发之期，事过吝生，甚非良策。其利用刑人者，所以正其法度也。

九二：包蒙吉，纳妇吉，子克家。

象曰：子克家，刚柔接也。

九二上应六五，以刚中之德而合柔正之性，感召最神。其以五柔为孺子，则包含幼弱以为家长，固吉；其以五柔为妇人，则聘纳淑哲以为家主，亦吉。是以中子而当克家之任者，子之克家，以其二五刚柔之交接也。

六三：勿用取女，见金夫，不有躬，无攸利。

象曰：勿用取女，行不顺也。

六三，女也；上九，夫也。三与上皆在两卦之末，同气相感而结婚媾，势可得也。但婚姻之道，男求女为顺，女求男为逆。上九位高多金，固金夫也。乾为金，兑亦为金。上九乾三艮阳，兑金之夫。而男子止于上艮止，无下交之情。阳在下则动，在上则止。震之动，阳在下也；艮之止，阳在上也。则女处于下，无上求之礼，是无用取女也用，以也。言无由以取女。勿、无通。兹数历三坤，而上见金夫，则有失身之嫌。女之所有者躬耳，欲为终身之托，而先失其身，是不有其躬也，何所利乎？所谓勿用取女者，坤虽为顺，而以女求男，逆行而上，则不顺也。

六四：困蒙，吝。

象曰：困蒙之吝，独远实也。

六四上居震末六四至九二为震，是动之终；下居艮初，是止之始。以一身而介动终止始之间，所往不利，是蒙之困穷者也。阴道虚，阳道实《素问》语，下隔六三而不及坎中，上梗六五而不及艮上，两阳悬阻，孤立无辅，是以多吝。困蒙之吝，以其独远于实也。

六五：童蒙，吉。

象曰：童蒙之吉，顺以巽也。

六五以柔弱而居正中，是童蒙之得位者此成王、太甲之象。师保明良，弼辅于下，其兆为吉。卦辞所谓"蒙亨"者，全以此爻。惟吉故亨，童蒙之吉，以位居坤终，下合九二，顺巽其志坤顺，以任忠贤也。

上九：击蒙，不利为寇，利御寇。

象曰：利用御寇，上下顺也。

坎为寇盗。既以刚中而辅少主，则兼弱攻昧，侵击昏蒙攻击诸侯之昏蒙者，犹利为寇。若夫上九阳居退位，刚而失中，设有蒙昧可击，则不利为寇，利于御寇。所以利用御寇者，以二居三坤之下，上侵为顺；上居三坤之上，下御亦顺。上下皆顺，主客两利，故但可自守，而不可侵人也。二得中位辅少主，即有征伐亦非寇也。而克我者则为邪贼，自上九视之，即为寇矣。

第五卦　需

≡≡ 水天需，乾下坎上。

需：有孚，光亨，贞吉，利涉大川。

需合坎水乾天。坎以阳爻而居九五，中满成实，有诚心孚信之象。中爻三五成离，有光明之象。位乎天位，以居正中，有亨通之象。而前有险阻，时当需待，则以守贞为吉。坎外乾中，刚而不陷，故利涉大川。

彖曰：需，须也，险在前也。刚健而不陷，其义不困穷矣。需，有孚，光亨，贞吉，位乎天位，以正中也。利涉大川，往有功也。

需，须待之义也。所以需者，坎为外卦，险在前也。凡险，近则危，远则安。以乾阳刚健之性，外临大险而迟重不迫需也，则保无陷溺。刚健而不陷，其义不困穷矣，所以亨通而利涉也。需之有孚，光亨贞吉者，阳居九五，位乎天位，以正中也。利涉大川，则攸往皆利，必有功也。

象曰：云上于天，需。君子以饮食晏乐。

坎，水也。水生于雨，雨化于云。坎之在天，未成水也，只是云耳。以坎加乾，云几于天，其卦为需。密云将雨，行者暂停，自然之势也。况水降川阻，则待时觅渡，更不容言，是需义也。君子以此，但可饮食晏乐而已指九五言，无所事事也《序卦》："物稚不可不养也，故受之以需"。需者饮食之道也，九五一卦之主，有酒食贞吉之辞，一卦之义全在于此。

初九：需于郊，利用恒，无咎。

象曰：需于郊，不犯难行也。利用恒，无咎，未失常也。

初九需行在郊，去坎水尚远，利用恒时，每骤不须惊惶，可无咎患。须于郊者，大河在外，不犯难而行也。利用恒无咎者，趋翔如旧，未失常度也。

九二：需于沙，小有言，终吉。

象曰：需于沙，衍在中也。虽小有言，以终吉也。

九二渐出郊外，将及河湄，需于沙上矣。地当兑口之始九二至六四为兑，兑为口舌，险阻伊迩①，传之来人，小有惊怖之言，终当吉庆。九二离中，而位非坎爻。所谓需于沙者，大河流衍《素问》："水曰流衍"。前在九五之中虽小有言，究当以吉终也谓九五光亨贞吉，利涉大川也。

九三：需于泥，致寇至。

象曰：需于泥，灾在外也。自我致寇，敬慎不败也。

九二流沙渐穷，已至水滨，需于泥中矣。临深战惶，如致寇至坎为盗为忧。坎为外卦，此当内卦之终，未及涉水而因水成，睹微知著。所谓需于泥者，灾在外也。而俨然自我致寇，恐惧在心，敬慎如此，终无败事也。

六四：需于血，入于穴。

象曰：需于血，顺以听也。

坎以一阳陷于二阴，四与上坎之二阴，皆有穴象坎卦，初与三皆曰入于坎窞②。坎窞即穴也。坎为血，陷于坎穴身伤，

---

① 伊迩：将近，不远。出自《诗·邶风·谷风》："不远伊迩，薄送我畿。"

② 坎窞（dàn）：坑穴。喻险境。

故血见六四。九二为兑，兑为毁折；坎为耳，耳主听。所以需于血者，临险莫慎，顺以听之，任其自然，故至沉陷而毁伤也。

九五：需于酒食，贞吉。

象曰：需于酒食贞吉，以中正也。

阳居九五，即得中正之位，立德树功，正在此日。而二阴外束，身罹困陷，未得动转自由也。则饮食晏乐，守贞待时，自以吉终。所以酒食贞吉者，以身处九五，其位中正也。位乎天位，以正中也，正谓此爻。

上六：出自穴，有不速之客三人来，敬之，终吉。

象曰：不速之客来，敬之终吉，虽不在位，未大失也。

上六、六四坎之二穴，而六四在内，其象入穴；上六在外，其象出穴。时当上六，出自穴矣。九三、上六并居卦末，声气相感，不召自来速，召也。而得乎天者亲上，乾之三阳所同，九三既至，则援类同登，拔茅连如，将有不速之客三人并来，敬之终吉。上六失位，本以凶终。而三人自来，皆见礼敬，以三阳而扶一阴，故可吉终。所以不速之客来，敬之终吉者，以其虽不在位，而旁有强援，未大失①也。

---

① 未大失：原作"未光大"，据上文改。

第六卦　讼

䷅ 天水讼，坎下乾上。

讼：有孚窒惕，中吉，终凶。利见大人，不利涉大川。

讼合乾坎，二五两刚中正，是有孚象_{中满为实，故有信孚}。讼为凶事，窒其兢心_{窒，塞也}。惕然自惧，悔过从善，则获中吉。若怙恶不悛，欲终其讼，则凶。群小相争，不知天命，究至败亡，何利之有？惟顺天归命，利见大人，三四两爻是也_{大人即九五也}。坎水在内，遇险而陷，故不利涉大川。

彖曰：讼，上刚下险，险而健讼。讼，有孚窒惕，中吉，刚来而得中也。终凶，讼不可成也。利见大人，尚中正也。不利涉大川，入于渊也。

讼卦，上则乾刚，下则坎险，二阳皆中，而升沉异位。九二以深险之性，肆其奸究。九五以刚健之德，不加宽贷。两雄并立，其势必争。究之九五以大德而登天位，此亦何可力角？故一旦窒惕故念，改过自新，则中道而吉，所以有孚。窒惕中吉者，以九二刚来而得中也。讼与需反，需之刚来，而得九二之中，终讼则凶者，讼不可成也。利见大人者，知其不可力争，而归服之。尚，贵也，以中正为贵。不利涉大川者，坎水在内，入于渊也。

象曰：天与水违行，讼。君子以作事谋始。

云升于天则与天从，水落于地则与地违，故乾上坎下，曰天水违行。天升水降，尊卑攸分，而不安其位，妄起讼端，是不度德量力之极者。君子以此，作事谋始，不使一朝之忿，遗将来无穷之悔也。

初六：不永所事，小有言，终吉。

象曰：不永所事，讼不可长也。虽有小言，其辩明也。

以大人刚健之德，群小未服，讼事纷起。初六一阴微弱，中路悔生，不永所事讼事，小有谪让之言，而可保终吉。所以不永所事者，自知力屈，讼不可长也。虽小有言，而上临离火二四互离，其分辨明也。

九二：不克讼，归而逋，其邑人三百户，无眚。

象曰：不克讼，归逋窜也。自下讼上，患至掇也。

九二以刚爻而得中位，虽未至龙飞，而较之群小，则一时之雄，似乎敢肆凶狂，以终讼事者。而究不竟讼，惧罪奔逃，归而逋，其邑人三百户，所损多矣。然而讼止祸绝，幸无灾眚。其克讼者，归而逋，负窜亡也，而得以免眚，即在乎此。设其违天终讼，以与九五为难，则自下讼上，无有不败，其患至将如掇拾也。负债逃亡曰逋。讼时假贷乡党，不一而足。坤为地，为邑，为众。地之尽数为十，地之全数三十，十其三十则为三百。坎以坤体而抱乾爻，九二逋窜，坤腹虚空，是邑人三百户受累，破家之象也。

六三：食旧德，贞厉，终吉。或从王事，无成。

象曰：食旧德，从上吉也。

六三上与九五异位同功，得离明而守巽顺三在互离之中，互巽之始。或以故人曾食旧德，感追昔欵，守贞不二。大业未集，危厉在心，迨九五正位，乃得终吉三有终象。但虽识去就，终以失位为嫌。或从王事，勉建功勋，则亦无成。夫既食旧德，则从上而吉上，九五也。盖六三正居离巽之中，故能明乎成败，不萌讼心，从上获吉也。

九四：不克讼，复即命渝，安贞，吉。
象曰：复即命渝，安贞，不失也。

九四地近九五，亲沐恩光。位居巽内三五为巽，顺承天命巽顺乾天，于是不克其讼。复即听命即，就也，变渝全非渝，变也，安贞而吉。复即命渝，安贞者，改过非迟，亦不失也。

九五：讼，元吉。
象曰：讼元吉，以中正也。

时临九五，大人龙飞，君小屈服，其讼元吉。所谓讼元吉者，以大人而居中正也。《象传》："利见大人，尚中正也。"指此爻言。

上九：或锡之鞶带①，终朝三褫之。
象曰：以讼受服，亦不足敬也。

大人正位，群小革心。惟上九骄亢，违命受服。值国新政，宽大赦其前非，或锡之鞶带衣裳《象传》："以讼受服。"

———————

① 鞶（pán）带：皮制的大带，为古代官员的服饰。

是有衣裳，优以殊礼，冀其感恩率德。而妄自尊，骄慢日积，锡命方来，王怒赫加，终朝之内已三褫褫，音尺之矣。盖其始原以争讼受服，本非褒德之典，虽未见褫夺，亦不足敬也。

第七卦　师

䷆ 地水师，坎下坤上。

师：贞，丈人吉，无咎。

师以坤坎相合，坎中男也。而九二至六四成震，则长子也。长子者，丈人也。长子帅师，以高年而总戎政，老成持重，家国俱安，是丈人吉，无咎也。

象曰：师，众也。贞，正也。能以众正，可以王矣。刚中而应，行险而顺，以此毒天下而民从之，吉又何咎矣。

师，众也。贞，正也。能以众力而出于正，可以王天下。盖九二刚中，而六五上应；坎以行险，而坤以顺动。以此毒害天下，而民从之，缘其正也，民意乐从则吉，又何咎矣。帝王之师，以武止乱，有攻城战野之事，故曰毒天下。而伐暴所以救民，故民从之。

象曰：地中有水，师。君子以容民畜众。

师卦，坤地在上，坎水在下，是谓地中有水。最众者地下之水泉，地中有水，是之谓师，师皆众也。地道含弘，容畜众水。君子以此容民畜众，是亦厚德载物之意也。《虞氏易》："坤为民。"《说卦》："坤为众。"《卢氏易》："坤为师。"
《左传》杜注："坎亦为众。"

初六：师出以律，否臧凶。

象曰：师出以律，失律凶也。

坎为法律，师出以律，则无败事。以法治军者，长子也
九二。初六位非长子，一阴微弱，未能执法御众，军政不臧
否，不也。臧，善也，是凶象也。师出当以法律，失律则凶也。

九二：在师中吉，无咎。王三锡命。

象曰：在师中吉，承天宠也。王三锡命，怀万邦也。

师以中军为贵，九二阳刚而得中位，是天子推毂①在
师，而将中军矣。上应六五，臣主同心，王恩优渥，三加
锡命《周礼》："一命受职，再命受服，三命受位。"《曲礼》："一命受爵，
再命受服，三命受车马"，是阃外②之事属之将军矣。在师中吉
者，上承天宠，信任之专也。王三锡命者，尊重虎臣，威
怀万邦也。九二以长子将中军，象辞所谓"丈人"，《象
传》所谓"刚中"者，此爻也。

六三：师或舆尸，凶。

象曰：师或舆尸，大无功也。

---

① 推毂（gǔ）：推车前进。古代帝王任命将帅时的隆重礼遇。毂，此处借指车。

② 阃（kǔn）外：本指城郭之外，引申为担任要职的人。阃，此处特指城郭的门槛。《史记·张释之冯唐列传》："阃以内者，寡人制之；阃以外者，将军制之。"

六三下履阳刚，是有舆音余象《说卦》："坤为大舆""坎为舆，多眚"，而地非长子，居不当位，若令帅师，则或兵败将亡，舆尸逃窜。夫师或舆尸，则丧兵辱国，大无功也《说卦》："坎为隐伏。"《虞氏易》："坤为鬼，为丧，为害，为死"。三五互坤，六三以坎上而居互坤之始，故有舆尸逃窜之象。

六四：师左次，无咎。

象曰：左次无咎，未失常也。

三宿为次《左传》，兵家尚右，以退为左《老子》言："吉事尚左，凶事尚右。君子居则贵左，用兵则贵右。偏将军居左，上将军居右。言以丧礼处之"，左次，退舍也。三十里为一舍。六四位非长子，德非元帅，上觐天光六五，而下无重任。则回兵左次，以待中军，亦无咎患。所以左次无咎者，推贤让能，不敢轻进，度德量力，未失其常也。

六五：田有禽，利执言，无咎。长子帅师，弟子舆尸，贞凶。

象曰：长子帅师，以中行也。弟子舆尸，使不当也。

国有寇盗之警，譬田有禽兽之害坤为地，是田野也。坎为豕，是禽兽也。利执正言以伐之，自无咎也。但六五以君德而居柔中，摧坚破敌，非其事也，则命将出师，自不容已。家长子帅师，则师出以律，保无咎矣。若弟子师师，则或舆尸，能无咎乎？兵者国之大事，守贞不变，必凶无疑，宜选良才，以副重任。长子帅师者，以其位当中行也中军。弟子舆尸者，以其位任不当也。

上六：大君有命，开国承家，小人勿用。

象曰：大君有命，以正功也。小人勿用，必乱邦也。

师以一阳而率群阴，而二五上下得中，刚柔相应。则九二者大将也，六五者大君也，其诸爻皆小人耳。上六阴爻而居穷位，不能见几退臧，自负雄才，侈设戎政，冀得大用以见经纶，是亦小人之无忌惮者耳。不知大君贤王_{六五}已有明命诏命，开国承家小人无用_{命辞}。盖其信任长子_{九二}，不可夺矣。大君有命者，以正军功也论功命爵，正其冒滥。小人无用者，必乱邦家也。

第八卦　比

比卦　水地比，坤下坎上。

比，吉。原筮，元永贞，无咎。不宁方来，后夫凶。

比有比附之义。君臣合德，其象为吉。人臣择主，谋之蓍龟，是以用筮。筮而曰原，慎重其事，再占以决疑也。原，再也《左传》"原田"，《汉书》"原庙"，皆"再"义。原筮而得元位谓九五，是人之所当比者，永守贞节，自无咎患。当此国家多故，不宁方来，设不见几相附，而身为后夫则凶矣。

象曰：比，吉。比，辅也，下顺从也。原筮，元永贞，无咎，以刚中也。不宁方来，上下应也。后夫凶，其道穷也。

此卦坎上坤下，以一阳而统众阴。比之吉者，以比辅也。群柔比辅，而下当重坤中爻亦坤，顺从无违也。原筮遇元永贞，无咎。以九五刚中而居天位，是人臣之元首也。不宁方来，以坎险而兼忧劳《说卦》。下二上五，刚柔相应，顺中有险，臣主忧劳，未得自安也。后夫凶者，诸人皆前，一夫独后，道穷取辱，不识时变也谓上六。

象曰：地上有水，比。先王以建万国，亲诸侯。

坤地在下，坎水在上，是谓地上有水。地势厚载，既附于水，而水性下流，又附于地，是之谓比。先王以此建万国而亲诸侯，谓四海和同，无分崩离析之患也。

初六：有孚，比之，无咎。有孚，盈缶，终来，有他吉。

象曰：比之初六，有他吉也。

初六上与九五原不相应，非所比也。但九五以阳刚而居中位，开诚布信，是有孚也。九五中满诚实，则比之亦无可咎。夫坤为釜，缶者釜之类也。坎以阴腹而抱阳爻，本坤体再索而成者，今以其乾心之中满，而布于坤腹之中虚，二五感应，有孚盈缶也。既推赤心于天下，则四海皆可比也，故终来必有他吉。比之初六，不以远阻，必有他吉，得之意外也他吉，意外之吉。

六二：比之自内，贞吉。

象曰：比之自内，不自失也。

六二居内卦之中，本与九五刚柔相应，则自内上比，是其分也。守贞莫移，安得不吉？比之自内者，分所应得而不自失也。

六三：比之非人。

象曰：比之非人，不亦伤乎！

六三阴居阳位，失地非中而亦欲死，比之殊非其人。夫心欲比之，而身非其人，则人亦同德相亲，而我以非类见黜，是圣代之弃人矣。有才无命，不亦伤乎。

六四：外比之，贞吉。

象曰：外比于贤，以从上也。

六四居外卦之初，亦与初六同位。而地近九五，自外比之，守贞莫违，亦成吉兆。外比于贤，以为依归，以其亲附九五而从上也。

九五：显比，王用三驱，失前禽。邑人不诫，吉。

象曰：显比之吉，位正中也。舍逆取顺，失前禽也。邑人不诫，上使中也。

九五位尊德大，是天下所显，比之圣王也。王于斯时，绥怀万国，亲附诸侯，用田猎三驱之礼，失其前禽，赦而不诛。至于都邑之人坤为国为邑，托承宇下，则食和饮德，不诫而孚，此大吉之征。显比之吉，位居九五而正中也。舍逆而取顺，是以失前禽也前来为逆，背去为顺。右军礼驱禽，背我而去则射之。三则已发，是为三驱，降则赦之。舍其前者不射，是失前禽也。邑人不诫，上体民心之皆中也。《书》："民心罔中，惟尔之中。"

上六：比之无首，凶。

象曰：比之无首，无所终也。

上六位同六三，而势高地穷。不知通变，亦欲比之而无首也，大凶之兆。盖初爻曰足，上爻曰首；初爻曰始，上爻曰终。乾为首，坤阴之所推戴也。乾无首则吉，天德不可为首也。坤无首则凶，地德顺承乎天也，顺承则有终。今效乾之无首，而失坤之大终，乌乎可也。比之无首者，是将无所终也。是亦数极道穷，莫知进退，殒首丧元，不得令终之象也。《象传》所谓"后夫凶，其道穷也"，正指此爻。以圣王正位，万国来宾，诸人见事皆前，一夫失几独后，与原筮而得元者，适相反矣，是乃兴朝之独夫耳，何得不凶。

第九卦　小畜

☰ 风天小畜，乾下巽上。

小畜：亨。密云不雨，自我西郊。

畜，止也。天德小止，非久则行，是以为亨。地气上为云，天气下为雨《素问》语。密云不雨，是地气已升，而天气未下也。上卦为巽，其位在东。中爻为兑，其位在西。天德之止，自我西郊而讫渐及东方，则天气动矣，不久止也。

象曰：小畜，柔得位而上下应之，曰小畜。健而巽，刚中而志行，乃亨。密云不雨，尚往也。自我西郊，施未行也。

小畜上巽下乾，一柔得位六四，而上下应之，风动天随，曰小畜小畜者，天气停畜，欲行而未行也。乾健而巽顺，刚中而志行九五。以其志行，故曰小畜。畜止不久，乃所以亨。

密云不雨者，但有地气之上往也尚、上通。自我西郊者，阳气未行于东方也。

象曰：风行天上，小畜。君子以懿文德。

巽风在上，乾天在下，是为风行天上。天气遇金水而收藏，交木火而生长，收藏则止，生长则行。今风行天上，阳回冻解，此天德将行之始，其止非久，是曰小畜。君子以此，懿其文德懿，美也，将顺天象以布经纶，盖中爻为离，文明之象也。

初九：复自道，何其咎，吉。
象曰：复自道，其义吉也。

天动于上，其德曰行；地静于下，其象为止。今以天行之健而曰小畜，何居？乾在下也。夫乾阳何以在下？盖物极则反，一定之理。纯阳之下，一阴初姤，渐而成坤；重阴之后，一阳来复，渐而成乾。循环之数如此。阳自初复，故乾反在下。方其初九，复自故道，尚何其咎？是为吉象。复自道者，渐反乾元之旧，其义自吉也。

九二：牵复，吉。
象曰：牵复在中，亦不自失也。

初九既复，则拔茅连茹，同类皆从矣。九二牵于初九，复其旧居，亦为吉征。牵复而在中位，是其本所应得，而亦不自失也。

九三：舆说辐，夫妻反目。

象曰：夫妻反目，不能正室也。

九三以中位而得乾爻，过时失中，是君子之所日夕乾惕①者也。三本艮阳，上临兑阴二四互兑，少男而取少女，夫妻好合，未为异也。但乾为良马，亦为大车。《虞氏易》："三以艮止之位，而当兑缺之中，则良马不行，大车脱辐。"说、脱同何以取女，盖三在下乾之终，四居上巽之始，位不交应，而意不相得，纵强委禽焉，亦必反目无情巽为多白眼，岂能偕老。夫妻反目者，不能正其室家也。

六四：有孚，血去惕出，无咎。

象曰：有孚惕出，上合志也。

九五刚中，开布腹心，六四以柔中而上感之，是有孚也。坎为血为忧，以离之中虚，反坎之中满，则血去而惕出，可无咎过。有孚惕出者，以九五在上，与之合志也。盖六四下居兑终，上当巽始，巽顺而兑说也。上下合志，顺说无忤，故出坎陷之忧惕而无咎患。九五之志，下与四合，《象传》所以谓之"志行"也。

九五：有孚挛如，富以其邻。

象曰：有孚挛如，不独富也。

九五刚中，推赤心于天下，是有孚也。有孚挛如挛如，俳恻缠绵之义，推暨无穷，则普乾德而公巽富巽为利市三倍，下逮臣邻邻即臣也，理之自然，故富以其邻也。不曰臣而曰邻

---

① 日夕乾惕：形容一天到晚勤奋谨慎，从无懈怠疏忽。出自《周易·乾》："君子终日乾乾，夕惕若厉，无咎。"乾，自强不息。惕，小心谨慎。

者，六四亲炙龙光，最承恩宠，是臣之与君相邻者也。夫有孚挛如，则仁而爱人，不独富也，故及其邻。天德之暂止，至此而志渐行矣。《象传》所谓"刚中而志行"者，正是此爻，此其所以为小畜也。

上九：既雨既处，尚德载，妇贞厉。月几望，君子征凶。

象曰：既雨既处，德积载也。君子征凶，有所疑也。

九五之时，天志渐行。既临上九，前之不雨者，今且既雨；前之上往者，今亦既处。雨落云收，是以地气之蒸腾者退处而不升也巽之阴爻，全在下卦之上，是为上往。今在上卦之下，是为既处。坤本厚德载物，既安于退处之常，自尚其德载之素。巽以坤之初爻，上载二阳，是长女而尽坤道之顺承者。坤为妻道，今以长女而备妇德，此亦德载之厚者矣。则妇之反目，至此当革，守贞不改，必将危厉。但九五上位，阳极阴生，盛之终者，衰之始也。若月之几望则阴气又盈。君子征凶，不如静也。既雨既处者，地德厚积而载物也。君子征凶者，有所疑于阴之将盛也。

第十卦　履

天泽履，兑下乾上。

履：履虎尾，不咥人，亨。

履卦，乾兑相合。兑金白虎也，兑之三爻处于下卦之末，虎之尾也。乾居兑上，履虎尾也。兑为口，以坤阴而

说乾阳，故虽履其尾，而口不咥人_{九四}。九五帝位光明，是
以亨也。

象曰：履，柔履刚也。说而应乎乾，是以履虎尾，不
咥人，亨。刚中正，履帝位而不疚，光明也。

履以乾阳而践坤阴，柔履于刚也_{柔为刚所履}。三五同功，
三五互巽，刚柔相应。兑说而应乎乾刚，九五而情莫逆，
是以履虎尾，不咥人也_{九四}。所以亨者，九五阳刚中正，履
帝位而不疚_{疚，病也}。《论语》："内省不疚。"以中爻为离，文治
光明之象也。

象曰：上天下泽，履。君子以辨上下，定民志。

乾天在上，兑泽在下，是为上天下泽。阳气茂长，万
物荣华，于四时曰夏，于四德曰礼。上天下泽之候，莫过
于此。礼者履也，是以曰履。《序卦》："物畜然后有礼，
故受之以履。"是也。礼别名分，节性情，君子以此辨上下
而定民志，所谓齐之以礼也。

初九：素履，往无咎。
象曰：素履之往，独行愿也。

履以上下重乾，三易坤爻而成履卦。履之为义，皆在
六三以上诸爻犹仍其旧。初九乾之旧爻，是履之素位也。
率其素履以往_{上行曰往}，自安故步，危惧无形_{九四以下履虎尾，}
_{故生愬①}。可无咎过。素履之往，上无欣慕，下无忧恐，独

---

① 愬（shuò）：恐惧的样子。

行故愿，不羡乎外也_{在初爻，未有六三以上诸义，是以独行故愿，不}替初心，所谓"其初难知"也。

九二：履道坦坦，幽人贞吉。

象曰：幽人贞吉，中不自乱也。

九二渐离初位，已届中途，平田无水，故远潜龙_{乾为潜龙，二为在田}。广野非山，亦鲜猛虎_{兑三为虎。《史记》："广野气成官阙。"兑为泽。广野，泽也}。是履道之坦坦而易直者，但身在草泽，徒行独步，是幽人也。而阳刚得位，动履平坦，守贞莫变，是亦吉征。幽人之贞吉者，纳于大泽之中，不自迷乱也_{兑为泽，二在中}。

六三：眇能视，跛能履，履虎尾，咥人，凶。武人为于大君。

象曰：眇能视，不足以有明也。跛能履，不足与有行也。咥人之凶，位不当也。武人为于大君，志刚也。

六三合二四成离。离为目，能视也。而上亏一阳，仅得离中，则目象不全而已眇矣。合四五成巽。巽为股，能履也。而前缺二刚，仅得巽始，则股象不完而已跛矣。本以乾阳之体，三易坤阴而成毁折，故其象如此。兑阴在末_{下卦之末}，其象虎尾。乾为君，三以互巽之柔，上承乾君，巽懦恇怯，如履虎尾，势将咥人，此凶象也_{兑为口，有咥象}。宜赳赳武人，为于大君，振其巽懦，则善矣_{巽之初六，利武人之贞，亦此义}。眇能视者，希微之光不足以有明也。跛能履者，淹蹇之步不足以有行也。咥人之凶，地非中正，位不当也。武人为于大君，临事果决，其志刚也。

九四：履虎尾，愬愬终吉。

象曰：愬愬终吉，志行也。

九四以乾阳乘兑阴，如履虎尾，愬愬惊恐，终为吉兆。愬愬而终吉者，地迩王居，时亲天颜，微心易达，其志终行也。象辞所谓"履虎尾，不咥人"者，此爻也。

九五：夬履，贞厉。

象曰：夬履贞厉，位正当也。

《杂卦传》："履不处也。"自初以往上行曰往，逐步挪移，地随行迁，是之谓履。时当九五，进升帝位，所履诸境，莫此为尊，则夬其故履《杂卦传》："夬，决也；决，断绝也。"长别谓之永决。夬其履，改其故履也。《庄子》："纳履而踵决。"踵离履外也，义与此同。固步维新矣离照光明。《象传》所谓"履帝位而不疚，光明也"，正是此爻。夫夬履则当改步，若仍其素履，守贞不改，必有危险。夬履而贞厉者，以其位居正当，未可拘其故步也。

上九：视履考祥，其旋元吉。

象曰：元吉在上，大有庆也。

上九居两卦之巅，俯视诸爻所履，考其灾祥，其迎几旋，是谓元吉。夫上九穷位，往往致灾，何以云吉？元吉而在上九，缘其见机之速，此为大有庆也。盖九处高亢，而三位上缺，盈亏并列三上同位，消长适均，故上九不以盛满成灾，而有其旋，元吉之庆。上九而有此明哲，所谓其上易知也。

卷二

第十一卦　泰

乾下坤上，地天泰。

泰：小往大来，吉亨。

阴为小，阳为大，自下上行为往，自上下行为来。泰卦，坤阴上而乾阳下，是小往而大来也。来者在内，往者在外，阳内阴外，是以吉亨。

彖曰：泰，小往大来，吉亨。则是天地交而万物通也，上下交而其志同也。内阳而外阴，内健而外顺，内君子而外小人，君子道长，小人道消也。

泰卦小往大来，吉亨。则是天降地升，天地交而万物通也。上降下升，上下交而其志同也。内乾阳而外坤阴，内乾健而外坤顺，内君子而外小人，是君子道长，而小人道消也。

象曰：天地交，泰。后以财①成天地之道，辅相天地之宜，以左右民。

乾天在下，坤地在上，是天地交也。气化交通，是之谓泰。《序卦》："泰者，通也。"天地交泰，以物阜民康之会，后以此裁成天地之道，辅相天地之宜裁成其太过，辅相其不

---

① 财：通"裁"。陆德明释文曰："财，荀爽作裁。"

及。以左右民，盖人民居天地之中，位列三才而后者，天地之子也。天地之大德曰生，圣人之大宝曰位。当乾坤交泰，万物资生之时，后以天地之子躬应宝位，辅相裁成，懋昭大德，宏济群生，此所以参天地，副三才也。

初九：拔茅茹，以其汇，征，吉。

象曰：拔茅贞吉，志在外也。

茹，根也。汇，类也。征，进也。拔茅必连其根，则其类皆出。类，丛茅相附而生者也。初九，乾之下爻先来，则二三继进，是拔茅连根，以其类同征也，此为吉兆。拔茅征吉者，志在于外，上与六四相应也，此亦上下交而其志同也。

九二：包荒，用凭河，不遐遗，朋亡，得尚于中行。

象曰：包荒，得尚于中行，以光大也。

九二居坤地之下，包于大荒之内地曰荒，八方称八荒，志在上交六五，而前阻大泽，是用凭河而渡中爻二四为兑，兑泽即河也，不以遐远自遗。迨至朋类皆亡，初三并失初三二阳，九二之朋。九二上交六五，则朋亡矣。乃得尚于六五之中行。包于大荒而得尚于中行者，以六五坤德含宏光大，本有下交之志，《象传》所谓"上下交而其志同"者也。

九三：无平不陂，无往不复，艰贞无咎，勿恤其孚，于食有福。

象曰：无往不复，天地际也。

九三处乾阳之末，前接坤阴，阳退则阴进矣。阴阳之理，消长循环，无有平而不陂，往而不复者。于此盈虚交代之际，艰贞不渝，自无咎患。坎离中爻，天地之心也，故皆言孚。二五居乾坤之中，有阴阳感应，上下信孚之意。三位失中，其于上六不相孚也，而亦舒布诚心，勿恤其孚恤，爱也。勿爱惜其孚信，即艰贞也。自可于食有福于，安也。《庄子》："其卧徐徐，其觉于于。"所谓无往不复者，爻在乾坤之界，天地相际也际，交接也。

六四：翩翩不富，以其邻，不戒以孚。

象曰：翩翩不富，皆失实也。不戒以孚，中心愿也。

六四坤之初爻先居下位，二爻翩翩，相随于后，此皆六四之邻也。而爻成六断，三位全空，是邻悉不富。然连类同来，则不戒而孚。阳道实，阴道虚，翩翩而不富者，三爻中虚，皆失其实也。不戒以孚者，中心藏之，愿交于下也四于初应，此亦上下交而其志同也。初九之拔茅连茹，将与三阳并来；六四之翩翩其邻，将于三阴偕至。其合志同心如此。

六五：帝乙归妹，以祉元吉。

象曰：以祉元吉，中以行愿也。

六五以中女而居尊位，是王姬也。王姬下降诸侯，诸侯尚之，有帝乙归妹之象帝乙，纣父，于此获其福祉，此为元吉。九二之得尚于中行，谓此爻也。以祉元吉者，中心好之，以行其愿也。《象传》所谓"上下交而其志同"也。

上六：城复于隍，勿用师，自邑告命，贞吝。

象曰：城复于隍，其命乱也。

隍，池也。凿黄土以筑城，城崩则土复于隍矣。上六阴尽数穷，泰将成否_{上接三阳，则成否卦，是城复于隍矣}上六阴穷，坤土崩颓，故有此象。此平之已陂，往之已复者，祸乱将作，勿用师众_{坤为众}，但可自邑告命_{坤为邑}，慎守而已。若守贞不回，必欲力争，是吝道也。城复于隍者，内小人，外君子，邪正颠倒，其命乱也。九三之无往不复者，乾终而坤复也。上六之城复于隍者，坤终而乾复也。乾终坤复则为泰，坤终乾复则为否。

第十二卦　否

坤下乾上，天地否。

否之匪人，不利君子贞，大往小来。

否卦，小人在内，君子在外，是匪人得志之秋。否之匪人既得大权，自不利君子之贞，哲人见机，是其时矣。盖乾上坤下，大往小来，气数如此，莫可如何也。

象曰：否之匪人，不利君子贞。大往小来，则是天地不交，而万物不通也。上下不交，而天下无邦也。内阴而外阳，内柔而外刚，内小人而外君子，小人道长，君子道消也。

否之匪人，不利君子之贞。大往而小来，则是乾升坤降，天地不交而万物不通也。上升下降，上下不交，而天下无邦也。内坤阴而外乾阳，内坤柔而外乾刚，内小人而外君子，是小人道长，而君子道消也。

象曰：天地不交，否。君子以俭德辟难，不可荣以禄。

乾天在上，坤地在下，是天地不交也。气化阻隔，是
谓之否。君子如此，以俭德避难《书》："慎乃俭德。"谓以损约为
德，不可荣以爵禄。天地闭，贤人隐，括囊自晦，远祸全
身之法也。

初六：拔茅茹，以其彙，贞吉亨。
象曰：拔茅贞吉，志在君也。

初六一阴先见，二阴随之，亦拔茅连茹。以其汇贞之
象，但守贞则可吉亨。以天下将乱，群小跃起，初六一阴
先来，援引同党，连翩继进，众恶盈朝，大难遂成。究之
奸臣误国，国破家亡，何吉之有？而开其祸乱之源者初六
也，使于此时守正不固①，荐拔贤良，群小莫进，家国皆
安，岂不吉亨。拔茅而贞吉者，以其志在君也三阴类进，皆小
人也，正与贞吉相反。曰贞吉者，戒之之辞。

六二：包承，小人吉，大人否，亨。
象曰：大人否亨，不乱群也。

坤道顺承天德，而地势含宏，又有并包之量，九五天
位，是所承也。但群阴并进，盗窃威灵；而六二居中，城
府弥险；朋党比周，欺君罔上，有囊括朝廷之志。上下不
交，则其所谓包承者如是。于时小人得志而亨，大人遇困

①　固：疑应作"阿"。

而否，然其后终亨。大人之否而得亨者，养晦全身而幽贞自守，不肯稍乱其群也。六二承权，大人正当否运，未遽亨也。追九五休否，则虽否而亨。

六三：包羞。

象曰：包羞，位不当也。

六三高而失位，私附群小，偷安①窃禄，不能匡救国家，包羞忍耻，嘿嘿无言，此亦小人之类也初六之"以其汇"者，此也。其所以包羞者，以其过时失中，位不当也。

九四：有命，无咎，畴离祉。

象曰：有命无咎，志行也。

九四地居初阳，未能得位，而吉凶祸福，付之有命。群枉②在内，守正不阿，天祚有德，卒无咎患，一旦丑类分离畴，类也，即汇也。三阴在下，是其类已离。终得福祉。有命无咎者，是其夙志终行也。

九五：休否，大人吉。其亡其亡，系于苞桑。

象曰：休否③之吉，位正当也。

九五以危乱之朝，而安居天位，是否中之休祥者。当此忠良屠戮，朝野寒心，以其吉终者，惟此九五大人耳。然权在私门，禄去公家，徒拥虚位，仅免篡夺则其亡。其

---

① 安：原作"容"，据文义改。

② 枉：疑为"臣"字之误。

③ 休否：《周易正义》作"大人"。据释文"休否之吉者"，当是黄氏所改。

亡朝暮难知，若以怒马奔车，击于苞桑之丛_{苞桑，桑之方芽，}细弱易伤，危矣，危矣。休否之吉者，以其位之正当也。六二所谓大人否亨者，至此方见。否则犹是也，而已休矣。其云亨者，今日之休是也。

上九：倾否，先否后喜。

象曰：否终则倾，何可长也。

上九否极泰回，是为倾否_{前接三阴则成泰卦}。其兆先否而后喜，盖否终则倾，消长之理，此亦何可长久也？六二否也，而有亨兆；九五否也，而有休征。其义全在此爻。否运既终，泰交徐转，则亨通休美，皆集于此也。泰以否始，否以泰终。泰终否复，泰始否倾，气数循环，造化无心，此天命之常，贤智莫违也。而知天知命，非圣哲不能矣。

第十三卦　同人

离下乾上，天火同人。

同人于野，亨。利涉大川，利君子贞。

同人卦合乾离。离阴，坤之中爻，是田野也。六二在田_{乾之九二，曰见龙在田，亦以其爻为离位也}。盖乾之下卦一二三爻，以二阳而抱一阴，故中爻为离位。上卦四五六爻，以二阴而抱一阳，故中爻为坎位。降九五之尊而下同之，是同人于野也。以离火而反坎水，故利涉大川。二五刚柔相应，分得正位。贞者，正也，故利于君子之贞。

象曰：柔得位得中而应乎乾，曰同人。同人曰：同人于野，亨。利涉大川，乾行也。文明以健，中正而应，君子正也。唯君子为能通天下之志。

六二之柔，得位得中而应乎乾九五，两志相同，是曰同人。同人之卦辞曰："同人于野，亨，利涉大川。"以乾阳之下行也九五。文明以健离火文明，乾天刚健，中正而应二五分中，上下相应，君子之正也，故利于君子之贞。天下之志，本皆同也，惟君子持正，不怀私心，惟能通天下之志，所谓善与人同也。

象曰：天与火，同人。君子以类族辨物。

乾天心实，离火中虚，虚实相投，彼此无间，此人情所同，故天与火遇，谓之同人。天水而曰违行，水流下也。天火而曰同人，火炎上也。行违则讼，人同则笑九五同人，先号啕而后笑。《杂卦传》："同人亲也，讼不亲也"，是水火之相反者。君子以此类族品之差，辨物性之宜，于其万有不同者，因物付物而尽同之。君子和而不同，正所以成其同也。

初九：同人于门，无咎。

象曰：出门同人，又谁咎也。

初九在六二下爻，自此而出，上接中位，是同人之门也。于此即有同人之志，是谓同人于门。其兆无咎，适方出门而即遇同人，虽未必能同不应六二，而志怀中正，又谁咎也？贤于三四远矣。

六二：同人于宗，吝。

象曰：同人于宗，吝道也。

六二下乘初九，上承九三，皆其宗党也。一柔屈于两刚之中，情知非耦，未能自拔，追随田舍之下，是同人于宗也。其兆为吝，六二本应九五，而限于时势，同人于宗，素志莫遂，是吝道也。

九三：伏戎于莽，升其高陵，三岁不兴。

象曰：伏戎于莽，敌刚也。三岁不兴，安行也。

二五同心也，而方其未同，则有不同之人违天而起，以阻其同。九三失位，上下无交不应二五，媢妬在心，欲九五为难。离为甲兵，巽为林木，又为高，为伏《杂卦》："兑见而巽伏也"，为进退，为不果。二四成巽，三居离刚，故伏戎于林莽之中。升其高陵三在下卦，位高，以观敌势，自知力屈，三岁不兴位三，故曰三岁，敌刚故伏不敢兴。伏戎于莽者，九五敌刚，故伏兵以待也。三岁不兴者，巽懦柔顺，故安行不前也。

九四：乘其墉，弗克攻，吉。

象曰：乘其墉，义弗克也。其吉，则困而反则也。

九四未能得位，求同不获与六二不应，亦怀九三之忿。地在上卦之初，势亦乘其垣墉九五之墉。而敌强力弱，弗克相攻，悔过归心，其兆为吉。意欲相攻，而仅乘其墉不得及中，知其义弗克也。其所以吉，则困而反乎天则也九四乾初，《文言》："乾元用九，乃见天则"。

九五：同人，先号咷而后笑，大师克相遇。

象曰：同人之先，以中直也。大师相遇，言相克也。

时临九五，乾心下行，离阴上交，人始同矣。而众凶阻挠，其同非易。其象先号啕而后笑，幸以大师克之，乃获相遇。同人之先，违阻者众，以其刚中而性直《九家易》："乾为直。"《系传》："其动也直。"群小不容也。大师相遇，言其刚健之力，譬之大兵，适相克之，而后相遇也。

上九：同人于郊，无悔。

象曰：同人于郊，志未得也。

上九失地非中，远在郊外。其于六二地远情疏，而亦欲同人，是同人于郊也。心在亲附，不生违异，亦可以无悔保终。但其同人于郊，郊外闲旷，无人可同，心迩身远，志未得也。物以少者为贵，一柔得位，而上下五阳皆欲得之，人心悉同，是曰同人。而得之有命，终归九五，则虽曰同人，而人实不同，不同而必欲同之，究无益也。初上之希冀非望，犹之可也，三四之横生戈矛，不知量矣。

第十四卦　大有

乾下离上，火天大有。

大有：元亨。

大有合离乾，一阴得位，众阳朝宗，阳大阴小，诸大分为所有，故曰大有，言其所有者大也。《序卦》"有大者不可以盈，故受之以谦"，是也。万物莫盛于春夏，生长司令，百族繁昌，是曰元亨。春元夏亨。

象曰：大有，柔得尊位，大中而上下应之，曰大有。其德刚健而文明，应乎天而时行，是以元亨。

大有柔得尊位，居于诸大之中六五，而上下众刚，环而应之，是曰大有。其德乾天刚健，而离火文明，应乎天德六五应九二。《左传》以丰年为大有，亦即此义。而乘时以行火旺于夏，乘夏时以行长令，是以元亨。但曰元亨，不言利贞者，时当春夏，未及秋冬也。

象曰：火在天上，大有。君子以遏恶扬善，顺天休命。

离火在上，乾天在下，是火在天上也。火旺于夏，水旺于冬。冬水封藏，阳蛰地下，则百族零落。夏火茂长，阳升天上，则万物繁华。故火在天上，谓之大有。此天命休畅，民物嘉乐之秋，君子以遏恶扬善遏，止也。顺天之休命，火德方隆，金令未交，但宜赏善，未可罚恶也。

初九：无交害，匪咎，艰则无咎。
象曰：大有初九，无交害也。

六五得位，而上下应之，应则有交，交则有害九三公用，亨于天子。小人害也，言九四害之也。所谓士入朝则见忌，女入官则见妒，处必争之地也。初九阳居潜位，地隔势悬，于分应之中，而独不应。初不应五，是无交也，则亦无害矣。此非招尤取怨之所，可以无咎。然势孤援寡，运否时乖，动则生悔，未可忽也。宜艰贞自守，则无咎矣。此善处无交者，是故大有初九，无交害也。

九二：大舆以载，有攸往，无咎。

周易是象

象曰：大舆以载，积中不败也。

坤以厚德载物。小畜上九，《象传》："德积载也。"故坤为大舆。然地在太虚之中，大气泽之则固。坤为大舆，而乾亦大车也《虞氏易》："乾为大车"。六五既得尊位，九二刚中健运，大车载之，以乾马而先离牛《九家易》："离为牝牛"，凡有所往，悉无咎患，其行健也。大舆以载者，刚健积中而不败也九二刚中。

九三：公用亨于天子，小人弗克。

象曰：公用亨于天子，小人害也。

亨，亨通。乾为君，九三位居下乾之上，虽未及九五，而亦诸侯之尊者。是以三公之象也，三五异位同功。天子当阳，诸侯来宾，必有交也。乃公用聘享于天子，而小人在侧九四，九四不克上达。公用享于天子而弗克者，小人之害也，所谓有交则有害也。

九四：匪其彭，无咎。

象曰：匪其彭，明辨晰也。

九四地连九五，凭借恩宠，欲饰奸舞智，壅蔽王明。而离光洞照，知非其彭彭，徒类也。《诗》："行人彭彭。"言行人徒类之众。其兆无咎。所谓匪其彭者，五居离中，明辨分晰也。

六五：厥孚交如，威如，吉。

象曰：厥孚交如，信以发志也。威如之吉，易而无备也。

六五柔中，九二刚中，厥心孚信，交如威如，其兆为吉。所谓厥孚交如者，两心相信，以发志也。威如之吉，以二五有交，恐奸邪妒害，临时率易，而无备预也。

上九：自天佑之，吉无不利。

象曰：大有上吉①，自天佑也。

上九降为初九则成夬。夬，缺也。初九升为上九则成大有。大有，盈也。大有之盈而无缺，全在上九一爻。而六五虚中，又不以盈满致灾。是以自天佑之，吉无不利。盖刚②柔相交二五，此亦孚信之心履信，上下相应而独无妒害之意思顺，是合乎天德之公者，故大有之上吉，自天佑之也义详《文言》。

第十五卦　谦

艮下坤上，地山谦。

谦：亨，君子有终。

谦卦，坤艮相合。山在地中，以高处下，自居谦卑，是亨道也。艮者，万物之所以成始而成终也。乾之三爻，交坤之终位，止而不动，有成终之象。君子法之，故能有终。九三，卦之主爻，是以九三爻辞与象辞相同。

彖曰：谦，亨。天道下济而光明，地道卑而上行。天

---

① 吉：原作"九"，据黄氏释文"故大有之上吉"，当以"吉"字为是。

② 刚：此字原无，据文义补。

道亏盈而益谦，地道变盈而流谦，鬼神害盈而福谦，人道恶盈而好谦。谦尊而光，卑而不可逾，君子之终也。

谦亨，天道下济而愈光明，地道至卑而能上行。以天之下，是天道亏盈而益谦；以地之卑，是地道变盈而流谦。鬼神与天地同心，人物与鬼神同情，鬼神害盈而福谦。谦之为道，不自尊也，实尊而弥光；甚自卑也，实卑而莫逾。身逾人道，恶盈而好谦。后而愈先，言愈下而愈上老子，此君子之所以有终也。

象曰：地中有山，谦。君子以哀多益寡，称物平施。

坤地在上，艮山在下，是地中有山也。以山之高，处地之下，是谓之谦。君子以此哀多而益寡哀、掊同。剥，损也，称物而平施，避盈而居损，接物保身之法也。

初六：谦谦君子，用涉大川，吉。

象曰：谦谦君子，卑以自牧也。

谦者下也。三在下卦，以崇山而居地下，谦也。初六又在下卦之下，舍高峰而居山下，又谦也。谦而又谦，是为谦谦君子。二四为坎，是大川也。而下卦终于三爻，至山而止，不及川也。用涉大川，必吉。所谓谦谦君子者，卑以自养也牧，养也。

六二：鸣谦，贞吉。

象曰：鸣谦贞吉，中心得也。

六二处中得位，而自鸣其谦，盖以阴柔屈于阳刚之下，势当守贞而吉。鸣谦而贞吉者，中心藏之，自有所得也。

九三：劳谦君子，有终吉。

象曰：劳谦君子，万民服也。

坎为劳卦，九三位在坎中，象主勤劳义见《说卦》。劳而且谦，是为劳谦劳谦者，不施劳也。劳必有所始，居震之首三五互震，有谋始之勤。劳必有所终，当艮之末，有成终之庆。《说卦》："艮者，万物之所以成始而成终也。"故曰劳谦君子，必有终吉。劳谦君子，功在苍生，万民服也此爻为一卦之主，故义发象辞。

六四：无不利，撝谦。

象曰：无不利，撝谦，不违则也。

六四处六五、九三之中，俯仰皆安，无有不利。又能撝扩谦光撝、挥同。扩大也，以接上下，事无不利。而又撝谦者，亲履乾阳，不违天则也《文言》："乾元用九，乃见天则"。

六五：不富以其邻，利用侵伐，无不利。

象曰：利用侵伐，征不服也。

六五位居坤腹，三爻中虚，邻悉不富，是不富以其邻也泰之六四，翩翩不富以其邻。《象传》："翩翩不富，分失实也"。坤为众，坎为盗。以坤加坎，地水成师。而爻当震动之终，终有兴师动众之象。王师怒动，以顺讨逆坤顺，利用侵伐，无有不利。利用侵伐者，征邻国之不服也。

上六：鸣谦，利用行师，征邑国。

象曰：鸣谦，志未得也。可用行师，征邑国也。

上六地高望重，降志鸣谦，下与三应，亦有地水师象。

三居坎中为寇，居震初为动，上六应之，亦有行师伐叛之象。其邑国之中有逆乱者，利用行师征之，师以顺动，自无败举。所以鸣谦者，上六失位，志未得也。可用行师者，不宜侵伐邻邦，但可自征其邑国也食邑封国。

第十六卦　豫

坤下震上，雷地豫。

豫：利建侯行师。

豫卦，震坤相合。震雷百里，诸侯之象诸侯之地，方百里。地水为师三五为坎，得震而动，行师伐国之象，故利建侯行师。

彖曰：豫，刚应而志行，顺以动，豫。豫顺以动，故天地如之，而况建侯行师乎？天地以顺动，故日月不过，而四时不忒。圣人以顺动，则刑罚清而民服。豫之时义大矣哉！

豫卦，刚在四爻，上下诸柔皆应。三五成坎，坎中为志，刚有群应，坎志自行有应则志遂也。震动则坤顺，顺以动曰豫。豫顺以动，故天地如之，不能违也，而况建侯行师乎。天地以顺动，故日月不过，豫之时义大矣哉！

象曰：雷出地奋，豫。先王以作乐崇德，殷荐之上帝，以配祖考。

震雷在上，坤地在下，是雷出地也。地雷为复，雷收于地下也。雷地为豫，雷升于地上也。雷升地上，奋迅而起，阳郁畅泄，是谓之豫。先王以此作乐崇德，殷荐之上帝殷，殷动敬谨意，以配祖考。盖乐，乐也。功成乐作，荐上帝而配祖考，此豫乐之极事也。

初六：鸣豫，凶。

象曰：初六鸣豫，志穷凶也。

雷以出地为豫。以一阳而越三阴，雷出地也。雷之出地在九四，初六，坤之下爻，一阴始凝，上恃九四之应，而遽欲鸣豫，亦太早计矣。雷不发声而何以鸣？雷未出地而何以豫？其兆为凶。有鸣豫之志，而无鸣豫之势，志与时乖，是谓之穷。初六之鸣豫，以志穷而成凶也。

六二：介于石，不终日，贞吉。

象曰：不终日贞吉，以中正也。

艮为山，亦为石。六二居艮之下爻，介石来阻，既无拔山之力，何能开道而行？见机而作，不俟终日，守正达权，此为吉兆。不终日而吉贞者，以位之中正，居坤腹而行顺也。

六三：盱豫，悔迟，有悔。

象曰：盱豫有悔，位不当也。

张目上视曰盱。豫在九四，六三位居坤末，时未豫也。而动欲求豫，举目睎观，豫在上爻，悔其妄念徒生，而已迟矣。因其晦迟，是以有悔，盱豫而有悔者，位不当也。

九四：由豫，大有得，勿疑，朋盍簪。

象曰：由豫大有得，志大行也。

阳出地上为豫。九四一阳震动，上越三坤，是豫之所由以成，全在此爻，言其由此而为豫也。自此阳气畅动，渐至亨嘉，大有所得，勿庸多疑。一阳既升，则三阳继进。同类之朋，何有不来？群贤在下，束发簪冠，以待荐扬，势所必然。由豫而大有得者，气运亨通，志大行也。

六五：贞疾，恒不死。

象曰：六五贞疾，乘刚也。恒不死，中未亡也。

坎为心疾，六五下履阳爻，当坎心之中，居震动之始。心下震动，得坎成忧，是贞疾也守贞致疾，疾则不豫。《书》"王有疾，勿豫"，是也。然疾虽未疗，未瘳愈，而恒久不死，六五之贞疾，下乘刚爻，而逼上也。恒不死者，中位虽微，而未亡也。

上六：冥豫，成有渝，无咎。

象曰：冥豫在上，何可长也。

上六处震动之终，豫之成也。动终则止，物理之常。而沉溺晏乐，迷而不悟，是谓冥豫。冥豫则乐极悲生，豫成而有变矣渝，变也。然渝虽有变，而终可无咎。以坎为加忧，上卦终于四爻，至震刚而止，未成坎也。冥豫而在上六，必将有渝，此亦何可长也？

第十七卦　随

震下兑上，泽雷随。

随：元亨利贞，无咎。

随卦以兑合震。震为木，兑为金，木升而火化，金降而水生。四时俱说，则四德俱全，有元亨利贞之象，而无咎患春木为元，夏火为亨，秋金为利，冬水为贞。

彖曰：随，刚来而下柔，动而说，随。大亨贞，无咎，而天下随时。随之时义大矣哉！

随与蛊反，三刚俱来而下乎三柔；巽变而为兑，艮变而为震艮反为震，二柔升，一刚下。巽反为兑，一柔升，二刚下。震动而兑说，曰随人之情。人动于前，而我说之，则相随矣。以震木而生夏火，兑金而生冬水，是有莫大亨贞之象，而无咎患，如此天下随之。此文王"三分有二"之兆也，随之时义大矣哉。

象曰：泽中有雷，随。君子以向晦入宴息。

兑泽在上，震雷在下，是泽中有雷也。雷藏泽下，阳随阴蛰，是谓之随。于一岁之中，乃八日之卦。于一日之终，是向晦之时。君子于此，以向晦而入晏息，亦法随中之时义也。

初九：官有渝，贞吉，出门交有功。

象曰：官有渝，从正吉也。出门交有功，不失也。

官，职司也。震为长子，开国承家，皆有职司之务，是其官也。初九以坤之始位，一索乾阳而成长子，代坤母承家，是其职官有变，前此矣。阳动于下，上当艮止<small>二四互</small><small>艮</small>，潜龙未升，何以成雷？惟宜守贞则吉。但随有逐位前随之义《杂卦传》：“随无故也”，艮为门阙，同类二阳远在门外，宜出门求交，上得二阳相助则有功。官有渝者，从正则吉也。出门交有功者，本是其类而不失也。

六二：系小子，失丈夫。

象曰：系小子，弗兼与也。

卦以说随为义，则前途所遭<small>震为大途</small>，皆宜随也。六二前有六三，是小子也。后有初九，是丈夫也<small>阳大阴小</small>，则系小子而失丈夫<small>系，系恋也</small>，系恋不舍，是以随之。系小子者，前随不得后顾，莫能兼与也。

六三：系丈夫，失小子，随有求，得，利居贞。

象曰：系丈夫，志舍下也。

六三上有九四，是丈夫也。下有六二，是小子也。则系丈夫而失小子。随而有求必得，以三五成巽，巽利多而性顺<small>巽为利市三倍</small>。三居巽初，必得九四之利，但利在居贞，以动终将止<small>震末为动终，</small><small>艮中为将止</small>，事宜议守也。系丈夫者，上随不得下顾，志舍其下也。

九四：随有获，贞凶。有孚，在道以明，何咎。

象曰：随有获，其义凶也。有孚在道，明功也。

九四居巽离之中，随必有获。而爻当艮末，可以止矣。但位居兑初，前应说随兑说，则泽宜下逮，守贞不变，事反成凶，失随之时义也。幸二四同功，有孚信在道途之中震为大途，道途之人皆位之也，此心以明，何咎之有？随而有获者，其义守贞则凶也。有孚在道者，明二四之同功也。

九五：孚于嘉，吉。

象曰：孚于嘉吉，位正中也。

九五居中，下应六二，上下孚信，此正二五嘉会之所，孚于此处，是为吉征。孚于嘉吉，以其位居正中，二五相应也。

上六：拘系之，乃从维之，王用亨于西山。

象曰：拘系之，上穷也。

亨，亨通。上六前途已尽，别无所往。下应六三，三居巽末，巽为绳直，既拘而系之，乃又从而维之，囚执束约，其随义穷矣。此文王羑里①之时也。然德至人归，天下说随，大难终脱。周命维新，王用亨于西山兑位西，中爻艮，西山之象，荐牲币而告成功，则随之时义不其大哉？方其拘系之时，则以上位之穷也。

第十八卦　蛊

☶ 巽下艮上，山风蛊。

----

① 羑（yǒu）里：古地名。在今河南省，为商纣囚禁周文王的地方。

蛊：元亨，利涉大川。先甲三日，后甲三日。

蛊卦以艮合巽。艮居东北，时当立春；巽居东南，时当立夏。是有元亨之象春元夏亨。巽为木，剞为木剞木为舟，遇风而飏，利涉大川之象。蛊为事《序卦》："蛊者，事也"。先甲三日，先事之谋也；后甲三日，后事之虑也。

彖曰：蛊，刚上而柔下，巽而止，蛊。蛊，元亨，而天下治也。利涉大川，往有事也。先甲三日，后甲三日，终则有始，天行也。

蛊与随反，三刚俱上而三柔俱下，兑变而为巽，震变而为艮随反为蛊。巽顺而艮止，曰蛊。事蛊壤则不治，蛊元亨而天下治也。利涉大川，往有事也。事成于勤始，而败于懈终。天以六六为节，日六竟而周甲竟，周也。十日一周，六周是六十日，甲六复而终岁复，重也。六十日周，六重而终岁，三百六十日法也"六六三百六十日"四句，《素问》语。一岁之数，六甲尽之。甲为日元，十干之首。国家政数初颁，以甲为首善之期，故为之令甲令以甲日为首。而先甲三日，以谋其始，自辛而已勤郑玄谓"前三用辛，取更新之义"。后甲三日，以要其终，至丁而不懈郑玄谓"后三用丁，取丁宁之义"。盖终则有始，此天行也。甲者，天行每周之始，法天行以治事，勤其始而不懈其终，则往有事者，必成无败矣。

象曰：山下有风，蛊。君子以振民育德。

艮山在上，巽风在下，是山下有风也。山下有风，草木摇落，此谓之蛊。蛊者，坏也。物腐蠹生则曰蛊。《左传》"皿虫为蛊"，是也器皿蠹烂。以木克土巽木艮土，以风落山巽风艮山，以女感男巽女艮男，皆事之必坏者《左传》"在《周易》，女感男，风落山，谓之蛊"是也。故山风曰蛊。君子以此振兴其民，而养育其德，因其坏而更新之，所以有成而无败也。

初六：干父之蛊，有子，考无咎，厉，终吉。

象曰：干父之蛊，意承考也。

蛊，坏也。又惑也蛊，惑乱也。惑乱以至事坏，所以有事也。但蛊非一日之故，晏安酖毒，因循惑乱，以致法度凌迟，纪纲替废。不经必世之后，未至于此。此乃前人之遗事，父母之败德也。乾为父，坤为母。初六居巽之始，而承先人已坏之绪，是父之蛊也，则干父之蛊。既有克家之子，其考当无咎。方其父亡子孤，力薄任重，进退不果《说卦》："巽为进退不果"，未免危厉，而挽败为成，究得吉终。干父之蛊者，意承其考也初应上九。

九二：干母之蛊，不可贞。

象曰：干母之蛊，得中道也。

蛊者，父母之替业。父既有蛊，则母亦当有分过之端，是既其蛊也。初既成考，列二当将母。九二居巽之中，列干母之蛊。爻在巽兑之间巽终兑始，事宜顺说，不可守贞。干母之蛊者，以其位得中道，上应六五也。

九三：干父之蛊，小有悔，无大咎。

象曰：干父之蛊，终无咎也。

九三居巽之末，干父之蛊，过时失中，动而弗当三在中爻，震动之初，未免小有所悔，而无大咎。干父之蛊，爻在下卦之终，故始有小悔，而终无大咎也。

六四：裕父之蛊，往见吝。

象曰：裕父之蛊，往未得也。

六四居艮之初，阳止之始，狐疑不断《九家易》："艮为狐"，未免裕父之蛊裕，增益也。利涉大川，往有事也。止则不行，往必见吝。裕父之蛊者，往而未有所得也四不应上。

六五：干父之蛊，用誉。

象曰：干父用誉；承以德也。

六五居艮之中，而互当震末，有长子承家，克终堂构之非，干父之蛊，用成名誉。干父而用誉者，承以德也。此禹平水土之象，承先人败事，终立勋名，功盖前愆，庆流来世，故禹之明德远矣。

上九：不事王侯，高尚其事。

象曰：不事王侯，志可则也。

上九地居止境艮止，位当局外卦终，内无眷慕之累，外无伸官之形，不事王侯，高尚其事。不事王侯者，知止不殆老子语："知艮止，故不殆"，其志可则也。

第十九卦　临

下兑上坤，地泽临。

临：元亨利贞。至于八月有凶。

临卦，坤兑相合，二阳四阴。二阳方长，渐至盛大，有元亨利贞之象。至于八月，二阳将消，则有凶矣。

彖曰：临，刚浸而长，说而顺，刚中而应，大亨以正，天之道也。至于八月有凶，消不久也。

临自一阳既复之后，刚浸而长，后致成泰之象也。复卦一阳初生，临卦二阳方长，泰卦三阳大来，小往大来曰泰。临欲成泰，故《序卦》曰："临者大也。"《灵枢》"临临长大"是也。兑说而坤顺，刚中而上应九二上应六五，阳气渐长，大亨以正，是天之道也。但天道不当盛，有长必有消，阳长则吉，消则凶。以十二辟卦推之辟，君也，自复卦一阳建于十一月起，临十二月，泰三阳正月，大壮四阳二月，夬五阳三月，乾六阳四月，阳数已终，所谓阳绝于巳也绝，极也。乃自姤卦一阴建于五月起，遁二阴六月，否三阴七月，观四阴八月，剥五阴九月，坤六阴十月，阴数已终，所谓阴绝于亥也。临者观之反，临二阳四阴，观四阴二阳，自临至观，数正八月，至于八月以二阳之方长，变二阳之将消，是以有凶。先其长而遂推其消，言其消之不久也毛奇龄《仲氏易说》。

象曰：泽上有地，临。君子以教思无穷，容保民无疆。

坤地在上，兑泽在下，是泽上有地也。水流泽中，泽上有地，据高临下，是谓之临。《诗》"如临深渊"是也。卦之名临，义取四阴在上，以临二阳之方长也。君子以此教思无穷，容保万民于无疆之休，法地德之含宏，象沛泽之普霑也。

初九：咸临，贞吉。

象曰：咸临贞吉，志行正也。

咸，感也。两人相际，咸有心焉，则脉脉感通，物之情也《古诗》："脉脉不得语"，故咸而有心则曰感。初九上应六四，咸有心矣，是临之上下相感者，故曰咸临。而位当阳潜之时，守分居贞，则吉。贞者，正也。咸临贞吉，以其志行正也。

九二：咸临，吉，无不利。

象曰：咸临，吉无不利，未顺命也。

九二上应六五，彼此有心，亦上下咸应而成临者。而九二得中，则吉无不利。坤，顺也。六五居坤顺之中，九二在震动之始二四互震，咸临吉无不利，但未得顺受天命也。知命守常，终保臣节，此益不受禹禅之象也。

六三：甘临，无攸利。既忧之，无咎。

象曰：甘临，位不当也。既忧之，咎不长也。

六三以兑柔而处坤下，甘居末位。仰受六四之临，彼此不应，事无所利。兑说既终，坤迷方始《说卦》，若既忧之，亦可无咎。甘临者，以其位不当受也。既克忧之，则慎以免害，咎不可长也。

六四：至临，无咎。

象曰：至临无咎，位当也。

临者，以高岸而临深谷也。地高泽下，故有临象。兑位既终，上及三坤，乃是临地。六四，坤之下爻，临之初见者。至此而临象著矣，故曰至临，言其方至于临地也，其兆无咎。《象传》所谓"说而顺，刚中而应"者。九二刚中，上应六五，乃见说顺之正。六四未中而无应，何以免咎？至临无咎者，地虽未中，而爻在坤顺之始，亦当临地之初位也。六三之位不当，以在兑末也。六四之位当，以在坤初也。

六五：知临，大君之宜，吉。

象曰：大君之宜，行中之谓也。

六五下应九二，以坤中而感阳爻九二咸临，与六五相感也，是坎象也。坎水于五德为智，以智临下，所谓惟天下至圣，聪明睿智，足以有临也。此乃大君之宜，吉不可言。大君之宜吉，以其行乎正中，下应九二之谓也。

上六：敦临，吉，无咎。

象曰：敦临之吉，志在内也。

上六土厚位高，是曰敦临。敦者，厚也。其兆吉，无咎。敦临之吉，以其下应初九，志在内也。盖阴阳应感，彼此呼召，则下者不陷，而上者不逆。上六位穷，而不以数极成灾，下有初九之内援也。刚柔相合，身外志内，故以坤尽之爻，而有敦临之吉。不然土高则崩，何敦之有？《杂卦传》："临观之义，或与或求。"上六与初九相应，是有相与之义也。

第二十卦　观

坤下巽上，风地观。

观：盥而不荐，有孚颙若。

观卦，巽坤相合。阳为君，阴为民，二阳在上，四阴在下，有大君表正，下民观化之义。事之可观，莫如祭祀，祭礼之盛，不过荐献。九五在中，诚心可表，即盥而不荐，而有孚及人，瞻望颙若，变色而动容矣。坤为鬼，为牛。艮为鬼，为宗庙，为狗。巽为鸡、为鱼。有宗庙祭祀之象，故取义如此义见《说卦》。

彖曰：大观在上，顺而巽，中正以观天下。观，盥而不荐，有孚颙若，下观而化也。观天之神道，而四时不忒，圣人以神道设教，而天下服矣。

阳为大，为君；阴为小，为民。君者，民之所瞻仰也。以二阳而乘四阴，下民仰瞻。大观在上，坤顺而巽直，中正以观天下九五，曰观。盥而不荐，有孚颙若，在下之人，相观而化也。观天下之神道，寒往暑来而四时不忒，圣人制祭祀之礼，以神道设教，而天下服矣。

象曰：风行地上，观。先王以省方观民设教。

巽风在上，坤地在下，是风行地上也。风行地上，阳动春回，百簇荣舒，山川增色，渐次可观，是谓之观。先王以此省方观民，考览土俗，设教惠迪，所以风化天下也。

初六：童观，小人无咎，君子吝。

象曰：初六童观，小人道也。

阴为小，为民。初六居群阴之下，是小人中之尤小者，必童子也。以童蒙之年，而仰观圣化，瞻观弗及，是为童观。此在小人则无咎，而在君子则必吝。初六童观，地卑势悬，小人之道也。

六二：窥观，利女贞。

象曰：窥观女贞，亦可丑也。

六二以中女而观少男三五为艮，是少男也。诚有眷慕之志，但艮门未辟艮为门阙，尚在前也，坤户方圆阖户谓之坤，而窃视于重关半启之下，是窥观也。夫男止于外，未尝色授；女窥于内，岂可自成《楚词》："满堂兮美人，忽独与予兮目成"？宜女守贞节，别待好逑可也。然既窥观矣，女虽贞节，亦可丑也九五既成艮止，终不下交故也。

六三：观我生，进退。

象曰：观我生进退；未失道也。

九五阳居尊位，一卦之主，则余爻皆曰①人，而九五曰我。五在巽中，有进退之象巽为进退。以爻当消长之际观与临对，临为二阳方长，观为二阳将消。长则进，消则退也。六三处坤位之末，仰瞻九五，有相观法之意。其见上乾之初，已易坤爻，而九五又以阳刚在位，未知此后进退何如，故观众生进退，以为仪型。观我生进退，民有承风之志，未为

---

① 曰：此字原脱，据文义补。

失道也坤承巽风。

六四：观国之光，利用宾于王。

象曰：观国之光，尚宾也。

坤为国，九五为国之主，三坤为国之民阴为民。六四在民位之外，主位之下，是王之宾也。圣主御天，光被六合。四居宾位，观国之光，利用宾于王家。观国之光，义尚宾客也观光是宾客事。

九五：观我生，君子无咎。

象曰：观我生，观民也。

九五大观在上，所谓中正以观天下者，而天下之治，恃我一人，但观我生而已。九五当阳，君子得志，其兆无咎。与初六反类，初六君子吝。君者民之表也，表正则影直，观我生即所以观民也五下四阴皆民。

上九：观其生，君子无咎。

象曰：观其生，志未平也。

上九退位闲居，而地尊望隆，未甘高卧，内顾九五，时观其生，即生平。若德为君子，则慎以免害，亦可无咎。观其生者，圣王当世，新进承流，老成退谢，志未平也。四阴以下观上，九五以上观下，上九位高，又观九五，观义不同，因爻而变也。《杂卦传》："临观之义，或与或求。"九五与初二当应而不应，以致童观女窥，是有相求之义也。

卷三

第二十一卦　噬嗑

☲☳ 下震上离，火雷噬嗑。

噬嗑：亨，利用狱。

噬嗑上离下震。六五得中，兆为亨泰，然不过无咎而已。其余五爻皆非吉象，总以互坎在中，动则遇险，利用刑狱，以惩奸猾也。

彖曰：颐中有物，曰噬嗑。噬嗑而亨，刚柔分，动而明，雷电合而有章，柔得中而上行，虽不当位，利用狱也。

颐以二阳含抱四阴，阴道虚，本无物也。今九四一阳介于三五之间，阳道实，是颐中有物，则曰噬嗑。《杂卦传》："噬嗑，食也。"《序卦传》："嗑者，合也。"言合口而食之也。噬嗑而亨，以噬嗑及贲，上卦二刚而怀一柔，下卦二柔而履一刚，刚柔一分，遂成离震，震动而离明。雷电相合而有章震为雷，离为电，六五柔得中位而上行也。以阴爻而居阳地五为阳数，虽不当位，而坎为法律，离明可察，震威能断，利用刑狱也。

象曰：雷电噬嗑，先王以明罚敕法。

震雷欲动，离电先明。雷电继作，是亦阴阳相噬，激为声光也。阴闭阳郁，激为雷电，有噬则嗑，是为噬嗑。此天怒奋发之时，先王以此明罚敕法，罚明象电，敕法象雷敕，整饬也，以警凶顽也。

初九：屦校灭趾，无咎。

象曰：屦校灭趾，不行也。

震为足，震动则行。初九震阳下动，足可行也。而九四位居上卦之下，与初九同气，爻在坎中，象为法律，下合二三而成艮止。震阳欲动，艮阳欲止，是木械在足，履校而灭趾也震为木。校，木械也。坎为桎梏。梏，手械；桎，足械。履，履也。趾，足指也。艮为指。屦校灭趾，履校蔽其指也。然罪微刑轻，小惩大创，终免重罪，其兆无咎义详《文言》。屦校灭趾，足不行也。

六二：噬肤，灭鼻，无咎。

象曰：噬肤灭鼻，乘刚也。

卦以噬嗑取义。其中四爻处两刚之内，颐中物也，皆有噬象。坎为豕，艮为皮。皮者肤也，又为鼻。六二以艮之下爻，未及豕肉，仅噬皮肤，而致灭其鼻。噬肤灭鼻，以下乘刚爻，震阳近而艮阳远也。

六三：噬腊肉，遇毒，小吝，无咎。

象曰：遇毒，位不当也。

六三，坎之初爻，已及豕肉矣。而位居离下，近火而干，是腊肉也干肉曰腊。噬之甘脆无几，而忽然遇毒张协《七命》："甘腊，毒之味。"用此事。盖豕因矢获，矢镞有毒，噬之尚浅，未及金矢而先遇其毒，此但小吝而已，尚可无咎。噬腊遇毒，以三爻失中，位不当也。

九四：噬干胏，得金矢，利艰贞，吉。

象曰：利艰贞吉，未光也。

胏、胾通，音资。九四适当坎中，更得大嚼矣，而爻在离初，已经火炙，是干胏也。噬之肥浓有限干胏，干肉之带骨者，而忽得金矢箭镞也。乾为金，离为矢。四者离之下刚，即乾之初爻，是金矢也。干胏适口也，金矢伤人，天下事未可但见小利而忘大害也。利于艰贞，则吉。利艰贞吉，以尚非离中道，未光也。

六五：噬干肉，得黄金，贞厉，无咎。

象曰：贞厉，无咎，得当也。

离以乾金，中抱坤爻。坤色正黄，是黄金也。时当六五，坎豕已尽，离火正炎，此宜无肉，有必干肉矣。噬之嘉旨未绝，而遂得黄金，意外有获，喜可知也。奈下履坎阳，巨川在侧，火不胜水，身居败地，守贞危厉，仅保无咎。以六五在中，位得当也六五以阴居阳，本不当位，以其在中，是得不当中之当也。

上九：何校灭耳，凶。

象曰：何校灭耳，聪不明也。

何、荷通。坎为耳。上九以阳爻而加坎象，上有何校灭耳之象校，项械。肩上荷之，故蔽其耳也，是凶兆也。何校灭耳，以不早从正言，终罹重罪，是其不聪明也义详《文言》。阴阳之义，以得位相应为吉。噬嗑三阳，皆不当位，故六五虽中，而以阴居阳，不得应援，亦非上吉。二三四爻，利中藏害。初上二位，更遭刑危。以坎险在中，攸往不利，行险侥幸，小人之事。象辞以"用狱"取象，所以惩小人也。初九以震之初刚，履校而灭艮趾。上九以离之上刚，何校而灭坎耳，是皆小人之已遭刑狱者也。盖初居最下，上居太高，是六爻之至，不得位者，故并罹刑罪耳。

第二十二卦　贲

离下艮上，山火贲。

贲：亨，小利有攸往。

贲卦，上艮下离，离明故亨。艮止在中爻互震之上，故小利有攸往。

象曰：贲，亨，柔来而文刚，故亨。分刚上而文柔，故小利有攸往。天文也。文明以止，人文也。观乎天文以察时变，观乎人文以化成天下。

刚柔相错之谓文。贲之亨者，以贲及噬嗑。六五之柔，来居六二，以文乎刚中。下卦成离，离火明，故亨。分①初九之刚，上居上九，而文乎柔上。上卦成艮，震动在中，利有攸往也。而艮止在终，故小利有攸往。艮山离火，此天文也。上法天文，而加之以品节，文明以止，此人文也。观乎天文，星辰盈缩，日月缠次，以察时变；观乎天文，礼乐诗书，车服采章，以化成天下艮为成。此润色太平之事也。

---

① 分：《周易集解》："分乾之二，居坤之上。"

象曰：山下有火，贲。君子以明庶政，无敢折狱。

艮山在上，离火在下，此山下有火也。山下有火，寒谷春生，草木荣华，峦壑增色，是谓之贲。贲者饰也《序卦传》，君子以此修明庶政，文饰朝章，而无敢折狱。火动于上，则曰噬嗑。噬嗑之利用狱者，其明远也。火止于下则曰贲，贲之无敢折狱，其明近也。

初九：贲其趾，舍车而徒。

象曰：舍车而徒，义弗乘也。

艮为趾。趾，足指也。初与四应，四者，艮之趾也。初九以离，刚文艮柔，是贲其趾也。乾为大车，乘车原不用趾，今变为离，则舍车而徒矣徒，行。舍车而徒，以初居民位，安分守贞，义弗乘也。

六二：贲其须。

象曰：贲其须，与上兴也。

须、鬚通。离之所以为文者，中爻也。贲之得名即在此爻，是一卦之主。乾为首，人之文其首面者，全赖须眉。六二以坤爻而在乾中，颊上添毫，是贲其须也。离为中女，本自无须，贲其须者，以位居坎下，上说中男，与上俱兴也。初九之贲其趾者，少男之趾也。六二之贲其须者，中男之须也。巽以长女而寡发者，衰也。坎以中男而多须者，壮也。

九三：贲如，濡如，永贞，吉。

象曰：永贞之吉，终莫之陵也。

　　九三以离火之末，居坎水之中，贲如其文也，而濡如其湿矣。水之陵火，其所胜也。地当坎险，动则多凶，宜永贞则吉。永贞之吉，以水虽克火，而女守其贞，则男拘于礼，即有强暴，终莫之陵也。

　　六四：贲如，皤如，白马翰如，匪寇婚媾。
　　象曰：六四，当位疑也。匪寇婚媾，终无尤也。

　　巽为白，震为马，离为甲兵。六四本以巽位，巽得坤之初爻，六四坤之初爻也。今居艮初，白色犹存，其文贲如，其色皤如发白曰皤，而下乘震刚，白马翰如马白曰翰。夫六四、初九同位相应，此可嘉会矣。而如如迟回如，迟回也，故《象传》曰疑。四在震艮之间，动终止始，故有疑象。得毋以初临天险，缮甲砺兵，或为寇盗，其实非寇，而婚媾也。四之应初，本为当位，而意象徘徊，疑也。究之非寇，而实婚媾，终无尤也。

　　六五：贲于丘园，束帛戋戋，吝，终吉。
　　象曰：六五之吉，有喜也。

　　阴以从阳为正，五居君位，而六五柔中，下无正应，非倚强辅，不能自立。广搜隽异，旁及山林艮山，惟上九耿介张衡《东京赋》："聘丘园之耿介，旅束帛之戋戋"而高尚不屈上九高而无位，则卑礼厚币，贲于丘园可矣艮为山，丘园山居也。顾坤为布帛，又为吝啬。六五坤爻，啬性犹存，喜觌虽颁，币止束帛，戋戋陋陋戋戋，陋陋也，岂不羞吝？然艮有成终之义，六五之位究以艮成，自当终吉。六五之吉，以艮可成，终窃有喜也。

上九：白贲，无咎。

象曰：白贲无咎，上得志也。

《杂卦传》："贲无色也"《京房易传》："五色不成之谓贲"。《序卦传》："贲者饰也。"以其本来无色，故可久饰。上九数极身退，返朴归真，得以无色。白贲自保，当无咎患。白贲无咎，以上得高尚之志也。《吕览》："孔子卜，得贲，曰不吉。子贡曰，何谓也？孔子曰，夫白而白，黑而黑，贲亦安吉乎"亦见《家语》？贲者，黑白之杂也，杂则不吉，纯则无咎。今黑去而白纯，是以无咎也。

第二十三卦　剥

坤下艮上，山地剥。

剥：不利有攸往。

剥卦，上艮下坤。五阴上剥，一阳仅存，天地将闭，贤人当隐，故不利有攸往。

彖曰：剥，剥也，柔变刚也。不利有攸往，小人长也。顺而止之，观象也。君子尚消息盈虚，天行也。

剥，剥削也。阴柔变其阳刚也。阳为君子，阴为小人。不利有攸往，小人长也。坤顺而艮止之，此观象也。观存二阳，此又剥其一矣。观之原象不全，恐阳尽坤来，剥象亦难常保耳。盖消息盈虚，天行之常，君子尚消息盈虚，法天行也。自复至临及泰，由消而息也；自否至观及剥，由盈而虚也复，一阳来；临，二阳来；泰，三阳来；否，三阳往；观，二阳往；剥，一阳往。

象曰：山附于地，剥。上以厚下安宅。

艮山在坤地之上，是山附于地也。山附于地，基厚则固，根削则崩，剥之象也，是谓之剥。上以此厚，下以安宅。下者民也，宅者国也。民困国残，则宅倾矣。上以厚安其宅，必厚其下，非第为民也，自安之道在是耳。

初六：剥床以足，蔑贞，凶。

象曰：剥床以足，以灭下也。

剥以一阳横驾五阴，其形似床。剥之先自下始。下，足也。初六阴凝于下，摧其阳根，是剥床以足也。贞者，正也。阳为正，阴为邪，以邪蔑正。蔑，灭同。其兆为凶，剥床以足，此以先灭其下也。

六二：剥床以辨，蔑贞，凶。

象曰：剥床以辨，未有与也。

辨、遍通。《史》《礼》《书》："瑞应辨至。"又与"颁"通。《魏志·公孙度传》："辨诸廊庙①。"此当渎也。自足以上，床之边也。六二位在坤中，易其二阳，是剥床以辨也。以邪蔑正，其兆亦凶。剥床以辨，以六二虽中，而未有阳爻与之相应，是以党邪伐正，亦同群小，成此凶祸也。

---

① 辨诸廊庙：《三国志·魏志·卷八·公孙度传》作"辩著廊庙"。

六三：剥之，无咎。

象曰：剥之无咎，失上下也。

六三与上九相应，是有与也。剥之易其三阳，而无咎患。剥之不宜无咎，其无咎者，失其上下四阴，而从上九也。有与则非孤阴，归正去邪，丧其朋类，是以无咎。

六四：剥床以肤，凶。

象曰：剥床以肤，切近灾也。

三四人位，六四其位已高，渐及床之上之人矣。剥而不已，四阴亦去，是剥床以及人肤也，其兆为凶。剥床以肤，此诚切近之灾也。

六五：贯鱼，以宫人宠，无不利。

象曰：以宫人宠，终无尤也。

六五君位，其在女子则王宫之贵人也。六五下同四阴，鱼贯而进，以宫人被宠，事无不利；以宫人被宠，终无过尤也。盖宫人之宠凭藉君恩，纵正位中宫六五正位，作配皇极，终为妃妾，从君守正，是以无尤。君者，阳也。妾者，阴也。此际之阳惟有上九，六五之利，赖有上九一阳耳《汉书·元后传》："我乃人之妃妾"。

上九：硕果不食，君子得舆，小人剥庐。

象曰：君子得舆，民所载也。小人剥庐，终不可用也。

艮为果，阳为大。硕，大也。五阴并进，上九以一阳而据高位，犹此无恙，是硕果尚存，而未实也。乾为木果，为大车。既以三爻而化少男，则艮为果矣，亦当为舆。艮为门阙，为阍寺，既以一阳而覆众阴，则艮为床矣，亦当为庐。乃君子于此而得舆，小人于此而剥庐。高车未败，非但身免徒行，抑且人有同茵之乐茵，车蓐也。《汉书·酷吏传》："同车未尝敢均茵凭"。广厦既倾，非第人伤露处，亦当自无容膝之安。君子诚能得舆，此民所载也。小人至于剥庐，终不可用也小人勿用，必乱邦也。

第二十四卦　复

震下坤上，地雷复。

复：亨。出入无疾，朋来无咎。反复其道，七日来复，利有攸往。

复卦，上坤下震。五阴之下，一阳来复，其兆为亨。出入者阴阳之常出往入来，其出其入，均无所疾疾者，病也。言不足为病。二三者，坤之朋也，虽来无咎上行为往，下行为来。朋来者，二三在下卦，犹来而未尽往也。以反复其道，还复故道七日来复，自剥之上九，历坤之五爻，至复之初九，共七爻，是七日也。故利有攸往也。

彖曰：复，亨，刚反，动而以顺行，是以出入无疾，朋来无咎。反复其道，七日来复，天行也。利有攸往，刚长也。复，其见天地之心乎？

复卦之亨，以阳剥成坤，至此刚反。反者，还也。阳刚反本，还其旧位，变而为震。震动坤顺，动而以上行，是以出入无疾，朋来无咎也。反复其道，七日来复，此天

行也，利有攸往。阳刚长也，天行循环，终则有始，故阴
极阳生，剥尽而复。此天地之心也，复其见天地之心乎剥顺
而止，小人长，故不利攸往。复顺而行，阳刚长，故利有攸往。

象曰：雷在地中，复。先王以至日闭关，商旅不行，
后不省方。

震雷在坤地之下，此雷在地中也。雷在地中，阳气重
还，埋根旧位，是之谓复，此冬至阳生之候也。先王于此，
以至日闭关，商旅不行，后不省方，所以顺闭藏之令也。
省方，天子狩巡，省视四方也。《虞书》："十有一月朔，
巡狩。"此言不省方者，但谓冬至之日也。

初九：不远复，无祗悔，元吉。
象曰：不远之复，以修身也。

坤为迷，震为途。阳剥坤成，六位皆阴。初九一阳来，
于五阴之下，是先迷失道，不远而复也。既复则无大悔祗，
大也，此①元吉之征。不远之复，悔过迁善，以修身也。

六二：休复，吉。
象曰：休复之吉，以下仁也。

六二位近初九，既复则刚长柔消，已开其渐。稍为休
息，候至则复矣，是谓休复，大吉之征。盖震木为春，于
四德属仁。休复之吉，以下履阳刚，其德为仁。仁启其先，
则礼继其后，必至之事也。

---

① 此：此上原衍"大"字，据文义删。

周易是象

六三：频复厉，无咎。

象曰：频复之厉，义无咎也。

六三下视六二，地隔时迁，未能遽复。然濒于复所频、濒通，隣也，亦不甚远，是谓频复。但三位多凶，震终恐作，不无危厉，究可无咎。频复之厉，不过目前，非久则泰泰则阳复三位，义无咎也。

六四：中行独复。

象曰：中行独复，以从道也。

六四下应初九，处上下四阴之中，而中行独复，违众自束。中行独复，以阴从阳还，反复其道也此与剥之六三正同。

六五：敦复，无悔。

象曰：敦复无悔，中以自考也。

六五地在坤腹，坤土敦厚，而又当再索，中男之位，复势丰裕，是谓敦复，可以无悔。敦复无悔，以五位得中。中以自考，似有可复之理也。

上六：迷复，凶，有灾眚。用行师，终有大败。以其国君，凶。至于十年不克征。

象曰：迷复之凶，反君道也。

上六数穷，迷而不反，是谓迷复，其兆凶矣，且有灾眚。坤为众，上为终，设用行师动众，终有大败。此行师之危，而当主将之迷，是以败也。非但师败而已，且以其国君亦凶。至于十年，不克再征，以坤为国，乾为君，阴不得主，故祸移于君。坤为地，地之尽数为十，上六坤尽

之位，兵败国削，故十年不振。迷复之凶，以上六六爻之
首，首出之位，君当居焉。阳，君也。上六坤阴而僭居之，
是反乎君道也。

第二十五卦　无妄

震下乾上，天雷无妄。

无妄，元亨利贞。其匪正有眚，不利有攸往。

无妄卦上乾下震。阳刚健动，二五相孚，有元亨利贞
之象。元亨，大亨也；利贞，利于贞也。设其非正匪、非同，
则有灾眚，不利有攸往矣谓上九。

象曰：无妄，刚自外来而为主于内，动而健，刚中而
应，大亨以正，天之命也。其匪正有眚，不利有攸往。无
妄之往，何之矣？天命不祐，行矣哉？

无妄与大畜反，上九之刚自外来，而为主于内。下居
初九，变而为震。初九一爻，卦之主也。乾健而震动，九
五刚中，而下应六二，以此大亨而正，是天之命也。贞者，
正也。利贞者，顺天命也。若其非正，则上违天命，必有
灾眚，何利之有？所谓不利有攸往者，无妄之终，阳尽途
穷，前无所往，上九而必欲往焉，是妄也。尚得之矣，妄
则天命不祐，而犹云行矣哉。

象曰：天下雷行，物与无妄。先王以茂对时，育万物。

震雷在乾天之下，此天下雷行也。阴道虚，阳道实，

雷起阳升，上达乾天，百族禀之，皆有实意，是物各与之以无妄也。无妄者，实也，失实则妄矣。盖九五刚中，其德诚实，六二虚怀，生其孚信，是天心之无妄也。天以无妄生物，则物以无妄还天。先王于此，以大生其德，茂对天时之育养万物，所以顺天之休命也。

初九：无妄，往吉。

象曰：无妄之往，得志也。

初九一阳生下，帝自震出。《象传》所谓"刚自外来，而为主于内。"卦之主爻，全在乎此，是无妄之原也。出则动，动则行，行则往，往则吉。无妄之往，必得其志也。盖生者天地之德，既天地之心也。而天生之德，先自一阳之动始，一阳下动，上合天心，是以得志也。

六二：不耕获，不菑畬，则利有攸往。

象曰：不耕获，未富也。

坤为地，为虚，为啬。震为稼。垦辟为荒，田一岁曰菑，二岁曰畬，三岁曰新，四岁曰田①。六二坤之中爻，居震中艮始，动止之间，有不耕不获，不菑不畬，田荒室露之象，如此则利有攸往。盖不耕不获，是未富也。富者，实也。泰之六四翩翩不富，皆失实也。六二虚而失实，其于稼穑则不富矣。而正以中虚，上与九五刚柔相孚，外有

---

① 田一岁曰菑（zī），二岁曰畬（yú）……四岁曰田：《尔雅》："田一岁曰菑，二岁曰新田，三岁曰畬。"菑，初耕的田地。畬，开垦了二三年的熟田。

应援，是以所往皆利也。

六三：无妄之灾，或系之牛，行人之得，邑人之灾。

象曰：行人得牛，邑人灾也。

坤为牛，巽为绳。六三坤之末爻，上合四五成巽，是以坤牛而或系之巽绳也。坤为邑，为众，邑人也。震为途，为行，行人也。坤静则为邑人，但已索乾爻而成震男，震动则为行人。三居震终，牛不属坤而归于震，是邑人不得，而行人得之也。行人之得，邑人之灾，是谓无妄之灾。盖行人得牛，邑人必受其灾也。位穷则灾，初爻已变，而三爻不变，故其象如此。

九四：可贞，无咎。

象曰：可贞无咎，固有之也。

九四乾之下爻，未得时中之位，可以守贞而无咎。可贞无咎，本所固有之分，守之而已，无如何也。

九五：无妄之疾，勿药有喜。

象曰：无妄之药，不可试也。

坎为心病。九五以中满之位，而生无妄之疾，勿药自瘳①，且有喜也。无妄之疾，勿药之症，勿妄之药，不可试也。《象传》所谓"刚中而应"者，即此爻也。

上九：无妄，行有眚，无攸利。

---

① 瘳：原作"疗"，据文义改。

象曰：无妄之行，穷之灾也。

上九地高势穷，无妄之终位也。前无所往，行则有眚，无所为利。无妄之行，以致有眚，穷之灾也。象辞所谓"匪正有眚，不利有攸往"者，即此爻也。无妄不利攸往，而初往则吉。无妄利有攸往，而上行有眚。盖阳下则动，阳上则止，动则可往，止则不行。可往而往，前有长途，是以有吉阳在下，是震位。震为大途，为行。不行而行，前无去路，是以有眚阳在上，是艮位。为径路，为止。动止无常，随位而移，吉凶何定，因时而迁也。

第二十六卦　大畜

乾下艮上，山天大畜。

大畜：利贞，不家食，吉。利涉大川。

畜，止也。大畜卦乾居艮下，天德大止，利于守贞。乾为君，艮为门阙。值国君好矣，辟门求士之秋，故不家食，吉。中互兑泽，是大川也。而兑阴实为艮山之始，故利涉大川。

象曰：大畜，刚健笃实，辉光，日新其德。刚上而尚贤，能止健，大正也。不家食吉，养贤也。利涉大川，应乎天也。

大畜，乾天刚健，艮山笃实。刚健藏于笃实之中，阳气畜止，英华不露，全惟其大畜。故辉光内含，日新其德。《杂卦传》："大畜，时也。待时而发耳。"盖卦反无妄，以初九之刚移居上九，阳为君子，是贤能也。刚上而尚贤能，变为艮乾，艮止乾建，此大正也，贞者正也，是以利贞。尚贤能则养之必厚，不家食吉。国家养贤也，以当闭关向晦之时，朝廷无事，厚养贤人，以备承流宣化之需，故不宜家食。利涉大川，以六五在中，应乎天也二五相应，自无中陷之理。

象曰：天在山中，大畜。君子以多识前言往行，以畜其德。

乾居艮山之下，是天在山中也。天在山中，阳气封蛰，止而不行，是谓大畜。君子以此，入室潜修，多识前言往行，以畜其德，顺天地闭藏之令也。

初九：有厉，利已。

象曰：有厉利已，不犯灾也。

初九震位，震动则行。而上应六四，四居兑折之终，艮止之始。初九应之，地潜阳弱，有震恐危厉之心，利在知几，已而不动。已者，止也。有厉利已，止而莫动，不犯毁折之灾也。

九二：舆说辐。

象曰：舆说辐，中无尤也。

说，脱同。九二坎位，坎为轮，亦可行也。而上应六五，五居震动之末，艮止之中，则舆为多眚坎于舆也，为多眚。轮当说辐，亦不行矣，舆虽说辐，而二位居中，亦无过尤也。

九三：良马逐，利艰贞。日闲舆卫，利有攸往。

象曰：利有攸往，上合志也。

乾为马，震亦为马。九三居乾健之末，震动之初，有良马奔逐之象。天行将尽，利在艰贞乾末。而乾为车，震亦为车韦昭国评注："震为车"，震动方始，则日闲舆卫闲，习也。舆卫，车上守御之备，以待驰驱，自当利有攸往，时至则行，俟之而已上九。利有攸往，以与上九合志也。

六四：童牛之牿，元吉。

象曰：六四元吉，有喜也。

童、犝通。坤为牛，六四坤爻牛也，而地在坤初，则童牛也。牿，所以笼络牛口，使不犯稼。四居兑口之末，艮止之始。口禁不开，是童牛之牿也，其兆元吉。童牛，少年之象。艮为少男，兑为少女。艮，止也。兑，说也。以少女而说少男，男止于上，女有何说？而兑终即是艮始之爻，是少男止于少女之室矣，何为不说？六四之元吉，是有喜也。喜，说也。

六五：豮豕之牙，吉。

象曰：六五之吉，有庆也。

坎为豕。豕而无势，则曰豮豕。六五下应九二，坎中之阳，是亦豕象也。但其爻传中虚，则雄豕已为豮豕矣。且以坤阴之地而出乾阳之芽，此亦豮豕之牙耳，究竟非豕也。然正以中虚而交中实，刚柔相孚，其乐无央，乃征吉也。六五之吉，阴阳喜会，大有庆也。

上九：何天之衢，亨。

象曰：何天之衢，道大行也。

上九三途后辟震为途，在后。班固《两都赋》："辟三条之广路。"双阙前开艮为阙，在前。《古诗》："双阙百余尺"，此天衢也。贤能升造，际会风云，何天之衢何、荷通，萌恩宠也。灵光殿赋，荷天衢以元亨，此诚亨兆。何天之衢，君子得志，道大行也。以畜极则通，上九阳止于上，畜之极矣，非久则通。《象传》所谓"刚上而尚贤能"，九三所谓"闲舆卫而利攸往"者，正此爻也。乾为天天行健，艮为止。乾之初二不行者，艮止之也。艮之上九不止者，乾行之也。易理变化，本自如是。

第二十七卦　颐

震下艮上，山雷颐。

颐：贞吉。观颐，自求口实。

颐，辅颊也。艮止震动，动止失宜，取祸之媒，是宜守贞则吉，本以观卦。九五之刚降居初九，变而为颐，原有观象，故曰观颐。颐宜养正，观其颐养，自求口实而已。郑玄曰："颐中有物曰口实。"或邪或正，不在人也。

象曰：颐，贞吉，养正则吉也。观颐，观其所养也。自求口实，观其自养也。天地养万物，圣人养贤以及万民。颐之时义大矣哉！

颐以贞吉。颐养贞正，言其养正则吉也。《杂卦传》：

"颐养正也。"即此之谓。观颐是人观其所养也，自求口实，己观其自养也。扩而充之，天地之养万物，圣人养贤，以及万民，是皆养正之事也。颐之时义大矣哉，何但口腹之间而已也。

象曰：山下有雷，颐。君子以慎言语，节饮食。

震在艮下，是山下有雷也。山止雷动，下动上止，其象为颐，故谓之颐。言可阶乱，食以成噎，动止乖常，悔吝生焉。君子以此慎其言语，节其饮食，此动止适中之法也。

初九：舍尔灵龟，观我朵颐，凶。

象曰：观我朵颐，亦不足贵也。

艮为龟，其性灵。初与三应，三居艮初，本欲止也，而初强动之，宜止而动，是舍尔之灵龟，观我之朵颐也初居九五曰观，故此又曰观。朵颐，颐动之象。龟不饮食，而知吉凶；颐贪口腹，而生利害。观我朵颐，则亦不足贵也。艮为山龟侯果语，损之六五，益之六二，而言十朋之龟，皆因艮而取象也。象曰：观我朵颐，亦不足贵也义详损益。

六二：颠颐，拂经，于丘颐，征凶。

象曰：六二征凶，行失类也。

拂，违也；经，常也；丘颐，上颐也。上颐止，下颐动，是其常也。阴阳以颠倒互应为贵，二五两阴不应，欲颠倒六二，上交六五，以下之动易上之止，是违其常经于上颐矣逆上，颐之常性。而必欲行焉征，行也，是凶兆也。六二征凶，以上行而失类也。阴阳相应为得类，二女同居不同心，虽类而实不类也。

六三：拂颐，贞凶。十年勿用，无攸利。

象曰：十年勿用，道大悖也。

三居震末，上居艮终。以三交上，动扰其止，亦拂上颐之常，守贞不变则凶。三处坤中，坤为地，地数十，故十年勿用，亦无所为利。十年勿用，以上欲止而下欲动，上下之道，大相悖也。

六四：颠颐，吉，虎视耽耽，其欲逐逐，无咎。

象曰：颠颐之吉，上施光也。

六四颠倒颐位，下交初九，阴阳相应则吉。艮为虎，虽艮虎在上，觇视耽耽上九亦在观上，有观义，故言视。耽耽，怒视貌。且欲其逐逐，驰逐义，亦无咎患。颠颐之吉，缘初四交应，以偶填奇，则五为离中，离以文明之主，恩光不逮，是其上施已光也。凡阴阳相应则交，交则易。易理变化，全以此也。

六五：拂经，居贞，吉，不可涉大川。

象曰：居贞之吉，顺以从上也。

六五宜应九二，而以六五交六二，亦拂经常，居贞则吉。不可涉大川，五居互坤之上。坤，顺也，居贞之吉，以其顺以从上也上九。阴以从阳为正，五虽君位，而谦从上九，是其顺也。顺即正也，正即贞也。

上九：由颐，厉，吉，利涉大川。

象曰：由颐厉吉，大有庆也。

上九位高，是为丘颐。颐所由成，故曰由颐由此爻成颐。处六爻之终，未免危厉，然见几而止，究为吉征。身在山巅，不忧陷溺，故利涉大川。由颐厉吉，六五推心，大有庆也。震动艮止，合而成颐。以动交止则凶，以止交动则吉。动交于止，当止者不止，故凶。止交于动，妄动者不动，故吉。盖卦兼动止，而时有后先。六位时成，先自下始。下卦主先，上卦主后。先则动者当事，后则止者当司权。将来者进，成功者退，所谓颐之时也。动牵其止，止掣其动，两相制伏，是宜适中。而乱之生也，言语为阶；病之起也，醉饱为媒。则祸患之来，率困于动，不因于止。动气方隆，而又交于止，则无止而不动，何得不凶？止令已旺，而又交于动，则无动而不止，何得不吉？《礼》所谓"口容止"者，趋吉避凶之法也。

第二十八卦 大过

☰☷ 巽下兑上，泽风大过。

大过：栋桡，利有攸往，亨。

大过，上兑下巽。《杂卦传》："大过，颠也。"巽倒成兑，兑倒成巽，言其上下颠倒也。九二一爻有动桡之象，而利有攸往，其兆亨通。

象曰：大过，大者过也。栋桡，本末弱也。刚过而中，巽而说行，利有攸往，乃亨。大过之时义大矣哉！

大过以两阴而抱四阳，阳为大，阴少阳多，是大者过也。栋桡，初上二柔，本末弱也初为本，上为末。刚过而得中二五，巽顺而兑说，行则利有攸往，乃所以亨。大过之时义大矣哉。

象曰：泽灭木，大过。君子以独立不惧，遁世无闷。

巽木在兑泽之下，是泽灭木也。水本生木，水大而灭木，此谓大过。以长材而陷大泽之中，此天地闭，贤人隐，势孤与穷，多慎多闷之秋。君子以此独立而不惧，遁世而无闷，是百折而不挠者也。

初六：藉用白茅，无咎。
象曰：藉用白茅，柔在下也。

巽为白茅《虞氏易》。初六以柔乘刚，是藉用白茅也。无咎，白茅柔物，藉用白茅，柔在下也藉，承也。

九二：枯杨生稊，老夫得其女妻，无不利。
象曰：老夫女妻，过以相与也。

巽为杨，泽深木灭，是枯杨也。九二得中，下履巽柔，是枯杨而生稊也稊，郑玄作荑，云："木生新也"。乾坤六子，初为长，而上为少，二与五应而两刚不交，过其应父而交上六。中爻互乾，二当乾初，长男之位，此老夫也。而遇兑终，少女之配，是其老夫得其女妻，无有不利。老夫得其女妻，此由过以相与也。老少非耦，是谓之过。卦名大过，故多过差之象也。

九三：栋桡，凶。

象曰：栋桡之凶，不可以有辅也。

九三巽之上爻，枯杨作栋，而承以初柔。白茅为本，本弱栋桡，是凶兆也。栋桡之凶，根本摇撼，不可以有辅也。

九四：栋隆，吉，有它吝。

象曰：栋隆之吉，不桡乎下也。

九四兑之初位，上卦之本也。爻遇阳刚，其栋隆矣，是吉征也。而当兑折之初，下丰上锐，异日恐有它吝，未可恃近而忽远也。栋桡之吉，以其不桡乎下也。

九五：枯杨生华，老妇得士夫，无咎，无誉。

象曰：枯杨生华，何可久也。老妇士夫，亦可丑也。

二五同气，五亦枯杨也。九五得中，上承兑柔，是枯杨而生华也。五与二应，而两刚不交，过其应爻而交初六。初当巽始，长女之位，此老妇也。而遇乾终，少男之配，此谓老妇得其士夫，无咎无誉。毁折将交，枯杨生华，何可久也兑为毁折？长幼不伦，老妇士夫亦可丑也。

上六：过涉灭顶，凶。

象曰：过涉之凶，不可咎也。

乾为首，上六以兑柔而加乾首，是大泽漫衍，过涉而灭顶也。《虞氏易》："乾为顶，凶。"其过涉之凶，以大过多过，爻尽时穷，其象如此，不可咎也。

第二十九卦　坎

坎下坎上，坎为水。

坎：习坎，有孚，维心，亨，行有尚。

习，重也。习坎，二五居中，两刚皆实，故有孚信。坎为劳，为忧，为心病，原无亨理，维以心亨，求亨于心也。尚，上也。水流下维其心，亨，故行有可尚。以中互震艮，震雷善动，艮山位高，虽处下流，而行有可尚之理也。

象曰：习坎，重险也。水流而不盈，行险而不失其信。维心亨，乃以刚中也。行有尚，往有功也。天险不可升也，地险山川丘陵也，王公设险以守其国。坎之时用大矣哉！

坎，险也。习重险也。水流而不盈满流故不盈，行险而不失其信，维心之亨，乃以其刚中也。刚中则实，实则亨也。行有尚，往必有功也。天险则不可升也，地险则山川丘陵也，人险则王公设险以守其国也。险为凶德，而上合于天，下合于地，中合于人，险之时用大矣哉。用之不善，非险之咎也。

象曰：水洊至，习坎。君子以常德行，习教事。

洊，再也。二坎相重，是水洊至也洊至仍至也，此谓习坎。水因重习而成大川，君子以此常其德行常，恒久也，习其教事习其师保教诲之事，法水德以修身，善于处险者也。

初六：习坎，入于坎窞，凶。

象曰：习坎入坎，失道凶也。

坎，险也。窞，坎中之坎也。阳陷阴中而为坎，则所为坎者二阴也。初六居坎之内，是谓坎中之坎。习坎当此入于坎窞，凶矣。习坎入坎，以临险不慎，以失道而成凶也。

九二：坎有险，求小得。

象曰：求小得，未出中也。

九二阳陷阴中，坎之所以有险也。而在震动之初，如有所求，可以小得。求而仅可小得者，阴为小，二五同气，二以动始，而五以止终。阳陷重阴，困于群小，未出坎险之中也。

六三：来之坎坎，险且枕，入于坎窞，勿用。

象曰：来之坎坎，终无功也。

六三居坎之外，可以出坎之险矣。而下坎方终六三，上坎又始六四，来之坎坎，重重不已，险且枕藉于前，是则又入于坎窞矣，以此勿用。来之坎坎不尽，如此动则险溺，终无功也。三在下坎末，故言终。

六四：樽酒，簋贰，用缶，纳约自牖，终无咎。

象曰：樽酒簋贰，刚柔际也。

六四在六三之外，二坎相承，所谓坎之窞也。而幸此①阳刚九五，陷有所丽，犹可自求多福。乃以一樽之酒，二簋之食，用彼瓦缶，纳此至约，自牖而进，致其私诚，亦终无咎艮为终。樽酒簋贰而无咎者，以其刚柔相济，而地亲也。盖四居重险，多惧之秋。上承九五，以阴从阳，将其诚敬于险薄之中，苟有明信蘋蘩，筐筥之微，可羞王公而荐鬼神，何咎之有。

九五：坎不盈，祇既平，无咎。
象曰：坎不盈，中未大也。

九五一阳正陷，坎不盈也坎，险也，陷故不盈。但爻当艮止之位，陷自此止遇山而止，则坎亦既平矣祇，但也，是以无咎。阳为大，坎不盈者，阳陷于阴，虽处中位而未遂其大也。

上六：系用徽纆，寘于丛棘，三岁不得，凶。
象曰：上六失道，凶三岁也。

刘表曰："三股为徽，两股为纆，皆索名。"坎为法律，为丛棘。虞翻曰："狱外种九棘。"故称丛棘。上六以穷阴之势，陷其阳刚九五君位为上六所陷，罪大恶极，终与祸会。系用徽纆之索，寘之丛棘之下寘、置同，三年不得释放，凶矣。上六失道，以反逼君，不知悔罪，是以凶至三岁也上居上坎之三，故云三岁。初六上六，皆以失道成凶，盖阳之陷，全由始终二爻，遏逼上下，较之群阴，其罪据②也。

———————

① 此：原作"比"，据文义改。
② 据：疑应作"巨"。

第三十卦　离

≡ 离下离上，离为火。

离，利贞，亨。畜牝牛，吉。

离以利贞而亨，阴附阳也。乾为马，而坤为牝马。坤
为牛，而离为牝牛。以离者坤之中女，而兼互巽则为长女，
互兑则为少女，共三女而无一男，全得坤阴，是为牝牛，
故畜牝牛吉也《九家易》："离为牝牛"，以此。

彖曰：离，丽也。柔丽乎中正，故亨。是以畜牝牛吉
也。日月丽乎天，百谷草木丽乎土。重明以丽乎正，乃化
成天下。

《张氏玩辞》"日月丽天"四语在后，与诸家传之例相
合，从之。

离，附丽也。以坤柔而丽乾刚之内，得其中正二五，故
亨。贞者正也，阴以从阳为正，牝牛顺从而不失其正，是
以畜牝牛吉也。日月以丽乎正，乃能化成天下也。

象曰：明两作，离。大人以继明照于四方。

两离相重而成大明，是明两作，离也。大人于此，以
明继明，照于四方之远，所以法重离之德也。

初九：履错然，敬之，无咎。

象曰：履错之敬，以辟咎也。

辟，避同。火主礼。礼，履也。初九一卦之足，履之所始也。以震爻而当离初，步履错到，始有行意，于此敬之，不可妄动，则保无咎。履错之敬，所以避咎于始也。

六二：黄离，元吉。

象曰：黄离元吉，得中道也。

六二坤之中爻，其色原黄，索于乾父而成中女，是黄离也，元吉之征。黄为中色，黄离元吉，以其得中道也。

九三：日昃之离，不鼓缶而歌，则大耋之嗟，凶。

象曰：日昃之离，何可久也。

离为日，九三过中，是谓日昃之离。桑榆难回，东隅莫挽，不鼓缶而歌缶，瓦器，节歌者，以乐余年，则老之既至，徒生大耋之嗟八十曰耋，亦已晚矣，是凶兆也。盖以日昃之离，耀灵将隐日为曜灵，此亦何可久也？

九四：突如其来如，焚如，死如，弃如。

象曰：突如其来如，无所容也。

时当九四，下离之初，来未久也。忽而上离之初，又后突如其来如，震阳躁动，其性至也。而以前离之始，接后离之终，两火重燃，其发更暴。则扇以巽风，始而焚如；沃以兑泽，继而死如；化为寒灰，终为弃如。突如其来如，以其重离相接，火炎薪尽，无所穷也薪尽火绝。

六五：出涕沱若，戚嗟若，吉。

象曰：六五之吉，离王公也。

六五以坤柔而得尊位，喜可知也。乃出涕沱若_{涕泗滂沱}，戚嗟嗟叹，则以离火而遇兑金，伤其毁折，故悦去悲来，然而终吉。六五之吉，以其丽在王公之位，有屈必伸也。

上九：王用出征，有嘉折首，获匪其丑，无咎。

象曰：王用出征，以正邦也。

上九位终，六爻之首也。王既正位，六五于上九之时，用出征伐，以讨不廷，有嘉折首之功_{歼厥渠魁}。所获非其丑类_{胁从罔治}，无咎之象。王用出征，以正邦国也。

下　经

卷四

第三十一卦　咸

艮下兑上，泽山咸。

咸，亨，利贞，取女吉。

咸卦，上兑下艮，以少女而说少男。男止于下，女说于上，二人同心，是谓之咸咸，皆也，故亨利贞，取女吉。《序卦传》："有天地，然后有男女。有男女，然后有夫妇。"乾父坤母，天地定位，然后流形，男女肇基。艮者，坤母之少男，兑者，乾父之少女，男女相耦，而为夫妇。父子君臣，于此生焉，此人道之始也。

象曰：咸，感也。柔上而刚下，二气感应以相与。止而说，男下女，是以亨利贞，取女吉也。天地感而万物化生，圣人感人心而天下和平。观其所感，而天地万物之情可见矣！

咸，感也。二人相济，咸有心焉，则相感也。咸与①恒反，初六柔上，巽变而为②兑。九四刚下，震变而为艮。巽反为兑则柔上，震反为艮则刚下。艮为少男，兑为少女，二气感应以相与。艮止而兑说，以男而下女，是以亨利贞，取女吉也。天地相感而万物化生，圣人感人心而天下和平。观其所感，而天地万物之情俱可见矣。凡属有情，无有不相感应者也。

象曰：山上有泽，咸。君子以虚受人。

兑泽在艮山之上，是山上有泽也。莫高于山，莫下于泽，而山气下降，泽气上升，山泽通气，是谓之咸。山虚其量，以受泽气之升，所谓山在地下为谦，在泽下为虚也。虞翻语："君子于此，以虚心受人。"此人心之所以感也。

初六：咸其拇。

象曰：咸其拇，志在外也。

咸以有心而成感，六爻皆有感意。拇是大指也。艮为指，初六艮之下爻未能上感，则感其足拇耳。初与四应，四在外卦。咸其拇者，限其地势之卑，而志不在此，实在外也九四。

六二：咸其腓，凶，居吉。

---

① 与：原作"于"，据文义改。
② 为：原下原衍"坤"字，据文义删。

象曰：虽凶居吉，顺不害也。

腓，腨也足肚，音篆。巽为股，六二巽之下爻，未及股也，则感其腓耳。夫男下女为正，女下男为逆。二五相应，二以长女之位，上于九五，是逆也，逆则凶。安居无求，则吉。盖巽顺也，顺其艮止之分，故虽凶而居吉，以其顺而不害为正也。

九三：咸其股，执其随，往吝。

象曰：咸其股，亦不处也。志在随人，所执下也。

九三，巽之中爻，已及股矣。而位居艮终，则当知止，未可随人。咸其股，是执其随，人之常也。艮为僮仆《虞氏易》，义在随人，而此非其时，见几不明，往而必吝。感其股，亦不安于静处也。志在随人，则所执已下也执，持也。

九四：贞吉，悔亡。憧憧往来，朋从尔思。

象曰：贞吉悔亡，未感害也。憧憧往来，未光大也。

九四兑之下爻，股上脢①下，正当心位，以多惧之地，守贞则吉，后悔乃亡。贞者正也，四之正应在初，而后有六二之往，前有上六之来，皆其朋从而至者从者，朋之与也。憧憧于往来之中憧憧，心扰不定也，凡诸朋无不尔思，而非其正应，徒兹扰乱耳，何得不贞。贞吉悔亡，未有误感之害也。憧憧往来，地非九五，未光大也。

九五：咸其脢，无悔。

---

① 脢（méi）：背脊肉。

象曰：咸其脢，志末也。

脢，背也。九五位尊，上感其脢，其兆无咎。艮为背，二居艮中，五之正应，宜其相感。而艮止于下，兑说于上，意者所感在脢，而志在于末也上六。

上六：咸其辅颊舌。

象曰：咸其辅颊舌，滕口说也。

兑为口，辅颊唇舌是也。上六位高，咸其辅颊舌，以兑为口，又为说。咸其辅颊舌者，上六下应九三，滕其口说，以相说也滕、腾通。

第三十二卦　恒

巽下震上，雷风恒。

恒：亨，无咎，利贞，利有攸往。

恒卦，上震下巽，以长男而合长女。男正位乎外，女正位乎内，其兆亨而无咎，利在守贞。利有攸往，巽顺而震动也。

象曰：恒，久也。刚上而柔下，雷风相与，巽而动，刚柔皆应，恒。恒亨无咎，利贞，久于其道也。利有攸往，终则有始也。天地之道，恒久而不已也。日月得天而能久照，四时变化而能久成，圣人久于其道，而天下化成。观其所恒，而天地万物之情可见矣！

恒，久也。恒与咸反，九三刚上，艮变而为震；上六柔下，兑变而为巽艮反为震则刚上，兑反为巽则柔下。雷风相与，巽顺而震动，刚柔皆应四刚应初柔，三刚应上柔，二刚应五柔。曰恒。恒，亨无咎，利贞。长男长女，夫妇久于其道也《序卦传》："夫妇之道，不可以不久也"，故受之以恒。是利有攸往，久而不已，终则有始也。天地之道，恒久而不已也苟本二句在此，从之。日月得天而能久照，四时变化而能久成，圣人久于其道，而天下化成。观其所恒，而天地万物之情皆可见矣。天地万物之情，俱以恒久而亨也。

象曰：雷风恒，君子以立不易方。

震雷上动，巽风下入，变而不失其常，是谓之恒。君子以此立，不易其方向，所以法其德恒也。

初六：浚恒，贞凶，无攸利。

象曰：浚恒之凶，始求深也。

浚，深也。初六上应九四，地居巽始，宜以渐求恒。而遽欲久要，是谓浚恒，守贞为凶，无所为利。浚恒之凶，以其爻位方始，而所求者深也。

九二：悔亡。

象曰：九二悔亡，能久中也。

九二上应六五，事可悔亡。二五皆中，是谓正应。九二悔亡，以能久于其中也。

九三：不恒其德，或承之羞，贞吝。

象曰：不恒其德，无所容也。

九三上应上六，而过时失中，不恒其德，事往而生怨尤。将或承之羞辱，守贞愈吝。不恒其德，则随处而见摈弃，无所容也。

九四：田无禽。

象曰：久非其位，安得禽也。

震为麋鹿，禽也禽者，禽兽之总名也。九四，乾之上爻互乾上爻已为失位，震之下爻未能得中，则田而无禽田，猎也。以地虽恒久，而处非其位，安得禽也。

六五：恒其德，贞。妇人吉，夫子凶。

象曰：妇人贞吉，从一而终也。夫子制义，从妇凶也。

六五得中，下应九二，而恒久其德，是其贞也。守贞妻道，妇人则吉，夫子则凶。妇人贞吉，以其从一而终也。夫子应以制义为正，从妇则凶也制义，制作事宜，以为家德。诸爻皆不宜贞，惟此为吉。象辞所谓"利贞"者，但谓此爻，是乃妇人之利也。

上六：振恒，凶。

象曰：振恒在上，大无功也。

上六处震之终，而欲震其恒震剧则凶。以振恒在上六之位，地穷势谢，大无功也。震动则行，利有攸往，故事功可立。动终行止，何功之有？象辞所谓"利有攸往"者，至此无所往矣。

第三十三卦　遯

☰ 艮下乾上，天山遯。

遯，亨，小利贞。

遯卦四阳二阴，阴势方长，身遁为亨。阳大阴小，小
者利贞，阴长于内也。

象曰：遯亨，遯而亨也。刚当位而应，与时行也。小
利贞，浸而长也。遯之时义大矣哉！

遯亨，身遁而亨也。九五阳刚当位，而下应六二，此
与时行也阳居尊位，得时而志行。小利贞，二阴在内，浸而长
也。卦爻四阳二阴，阴少而阳多，而多者在外，有日消之
形；少者在内，有日长之势。君子见几，不得不遁矣。盖
遯在十二辟卦，时当六月，二阴方长，未极盛也。而一长
为否，再长为观，三长为剥，四长为坤，皆其必至之事，
不容已者。先事预防，不于其极盛之秋，而于其方长之际，
是以遯亨。若其小人得志，屠戮忠良，虽欲隐身肥遁，亦
已晚矣，何亨之有？则遁之时义，不其大矣哉！

象曰：天下有山，遯。君子以远小人，不恶而严。

艮山在乾天之下，是天下有山也。二阴渐长，群小兢
进，天下无邦，但有高山耳。此哲人隐遁之秋，是谓之遁。
邪枉乘权，忠良失势，君子以此避远小人。不恶而严，恶
之则祸起，近之则害生。不绝以己正之行，所以避怨也；

不假以可犯之色，所以洁身也。

初六：遁尾，厉，勿用有攸往。

象曰：遁尾之厉，不往何灾也。

艮为尾《虞氏易》。初六艮之下爻，一阴方生，遁之尾也上为首，初为尾。当此履霜之始，已可惕厉，但象在初凝一阴始凝，议遁尚早，勿用有攸往也。遁危之厉，不过危机方兆，大势未成，虽不长往，亦何灾也。

六二：执之，用黄牛之革，莫之胜说。

象曰：执用黄牛，固志也。

艮为皮，巽为绳。六二坤之中爻，坤为牛，其色黄，而上易艮阳，坤象不全，是但黄牛之革也。六二得位，上应九五，而地居艮止之下，未肯顺应，乃执而维之。爻当巽始，用黄牛之革以为绳索，莫之能胜，终得脱亡说、脱通。执用黄牛之革，莫之胜说，以其艮止而离心，固其志也九三畜臣妾吉，艮止之也。二得艮止，固不上应。

九三：系遁，有疾厉。畜臣妾，吉。

象曰：系遁之厉，有疾惫也。畜臣妾吉，不可大事也。

艮为止。九三艮之上爻，意欲远引，止而莫行，势同维系，是为系遁。地当重乾之下，位潜时孤，怀肥遁而遇艮止，未免惊惧，以致有疾。危厉莫宁，固其宜也。而艮阳畜止，下临二阴，畜养臣妾则吉。系遁之厉，以有疾而身惫也。畜臣妾吉，此不可大事也。

九四：好遁，君子吉，小人否。

象曰：君子好遁，小人否也。

九四居互乾之中，下应初六。以初六之好仇，而志怀退奉，是为遁也。阳为君子，阴为小人，九四阳刚君子也。君子则吉，小人则否。君子吉者，以其好遁则然，而小人否也。

九五：嘉遁，贞吉。

象曰：嘉遁贞吉，以正志也。

九五上乾之中，下应六二。以六二之嘉耦，而心存高蹈，是嘉遁也，其兆贞吉。贞者，正也。嘉遁贞吉，九五刚中以正志也。

上九：肥遁，无不利。

象曰：肥遁无不利，无所疑也。

上九时穷势谢，见几而作，是为肥遁，无所不利。乾以上刚而有断，巽以下柔而多疑。肥遁无不利，舍巽始而居乾终，但有刚断，无所疑也肥遁，唐以前皆作"飞遁"。《淮南子》："遁而能飞，吉孰大焉。"张平子《思玄赋》："欲飞遁以保名。"曹子建《七启》："飞遁离俗。"飞遁，遁之速也。居上九，故宜速遁，遁以其无所疑。详"肥"乃"飞"字之讹。杨用修谓："因肥误飞。"则大谬矣。上九阳穷多不利，此以肥遁致利，是即乾元用九，群龙无首之义也。

第三十四卦　大壮

乾下震上，雷天大壮。

大壮：利贞。

大壮，上震下乾。二阴四阳，阳内阴外，阳大阴小，外消内长，大壮小衰。大虽壮矣，而未可用壮，故利于居贞。

彖曰：大壮，大者壮也。刚以动，故壮。大壮利贞，大者正也。正大而天地之情可见矣！

阳为大，大壮四阳在内，大者壮也。乾刚而以震动，四阳方长，故壮。贞者，正也。大壮利贞，大者正也。天地之情，正大而已，正大而天地之情可见矣。阳复于地，则见天地之心。大壮于天，则见天地之情。心隐于内，情开于外，而始终皆同。盖阳主生，阴主杀，好生而恶杀者，天地之德，即其心也。贵阳而贱阴者，天地之性，即其情也。文周传经，孔子作传，扶阳抑阴，千古同辞。圣法天，天法道，自然之符也《老子》："王法地，地法天，天法道，道法自然"。

象曰：雷在天上，大壮。君子以非礼弗履。

震雷在乾天之上，雷上于天也。一阳动于三阳之上，阳气畅发，是谓大壮。《杂卦传》："大壮则止。"以盛之极者，衰之渐也。壮则动，衰则止，于其动而虑其止，天道不常盛，必然之事也。君子以此处盛满之势，而非礼弗履，不敢用壮。盖以震雷诸侯，而履乎乾君之上，有壮往大过之势，此可观象而惕然者也。

初九：壮于趾，征凶，有孚。

象曰：壮于趾，其孚穷也。

震为足。初九未与坤交，不成足也，仅其趾耳。四阳之始壮，先自趾始，是壮于趾也。初与四彼此孚应，然足壮则可行，趾壮则不可行，而必欲征夺则凶。征，行也。虽有孚信，亦无用也。第壮于趾而寸步不行，则其孚信穷也。

九二：贞吉。

象曰：九二贞吉，以中也。

九二得位，以贞而吉。贞者正也，中则正。九二贞吉，以其位中，是以守正而吉也。《象传》所谓"大者正也"，正指此爻。

九三：小人用壮，君子用罔，贞厉。羝羊触藩，羸其角。

象曰：小人用壮，君子罔也。

九三三阳并进，壮之至矣，而爻在乾终，已失中位。小人于此，则用其壮；君子于此，而用其罔。用罔者，罔用其壮也。守贞则厉，兑为羊，三居互兑之始，是羝羊也羝羊，壮羊也，性好觗。觗兑之刚，故为羝羊。震为苇为竹，位居卦末，有藩篱象。用壮不已，譬之羝羊触藩，羸其双角，适以自困耳。故小人用壮，君子则罔用之也。

九四：贞吉，悔亡。藩决不羸，壮于大舆之輹。

象曰：藩决不羸，尚往也。

九四当互乾之终，震动之始，以贞而吉，可保悔亡。坤为大舆，一索乾爻成震。震亦为车，震动之势，一往无前。

藩篱冲夹，羊角不赢，壮于大舆之𫐐，谁能御之。藩决不赢，以震阳而尚往也尚，上也。四阳之全以此爻。此一卦之主也。然壮极将止，未可用壮，惟以贞吉，乃得悔亡耳。最之之辞。

六五：丧羊于易，无悔。
象曰：丧羊于易，位不当也。
兑为羊，六五在互兑之柔，羊也。但阳已壮矣，以四阳而胜一阴，再进成夬，必至之势。五阴一变，则丧羊于疆场之间，不必歧路也。虽丧其羊，而阳进阴退，未为不吉，故可无悔。五居尊位，全赖此羊，而丧羊于易，盖以一阴而统四阳，柔不胜刚，此座难保。虽为得位，而究不相当也。

上六：羝羊触藩，不能退，不能遂，无攸利，艰则吉。
象曰：不能退，不能遂，不祥也。艰则吉，咎不长也。
上六震之终爻，是为藩篱。羝羊触其外藩，藩坚莫决，角赢难脱，不能退后，不能遂前，困于篱下，无所为利，惟宜艰守则吉。以四居震末，动终欲止，而恃其壮往，不知进退，只取困耳，究竟何益？夫壮进为夬，夬进为乾，虽所必得，自有其时，时未至，不可强也。此之用壮，以至后不能退，前不能遂，是不详审时势也。艰守则吉，后至气更，六阳并进，亦瞬息间事，今日之咎，亦不长也。盖大壮在于四阳，六五当壮往之余，阳盛阴危，故有丧羊之虑。至于上六，则强弩之末，不穿鲁缟，壮势欲止矣。《传》所谓"大壮则止"，正在此爻。化不可代，时不可违，君子知命，俟之而已，壮往何用？

第三十五卦　晋

坤下离上，火地晋。

晋，康侯用锡马蕃庶，昼日三接。

晋卦，上离下坤，离日照临君道也，坤地顺承臣道也。君明于上，臣顺于下，而坤马众多，有康侯用锡马蕃庶，昼日三接之象。

彖曰：晋，进也。明出地上，顺而丽乎大明，柔进而上行，是以康侯用锡马蕃庶，昼日三接也。

晋，进也。离明出于坤地之上，顺而丽乎大明_{坤为顺，乾为大明。乾，《彖传》"大明终始"}。晋反明夷，六二之柔进而上行于六五，变为离坤。离为诸侯，坤为马。中爻互坎，坎亦为马。坤以三阴而为牝马，则坎以一阳而为壮马。牝壮合群，马大蕃息，是以康侯用锡马蕃庶之事_{康侯，犹《考工记》称"宁侯"义。用，以也}。朝觐天子，昼日三接_{《说卦传》："离为日。"《杂卦传》："晋，昼也"}。坤之三爻，上接离日，有昼日三接之象_{《周礼》：大行人职，天子三接。诸侯之礼也}。

象曰：明出地上，晋。君子以自昭明德。

离火在坤地之上，是明出地上也。明出日升，是谓之晋。君子以此自昭明德_{自明明德}，法日升以自新也。

初六：晋如摧如，贞吉。罔孚，裕无咎。

象曰：晋如摧如，独行正也。裕无咎，未受命也。

初六，坤之下爻，明从地出，此亦晋之始也。是以晋者初与四应，而四止于上，二四为艮，不相援引，势孤与寡，爰有摧如之象，欲进不前，守贞则吉。罔有孚信四止于上，罔有孚信然自安退处，亦裕有余地，可以无咎。晋如而遭摧如，是以独行其正也。裕而无咎，未受晋升之命时命未至，且有待也。

六二：晋如愁如，贞吉。受兹介福，于其王母。

象曰：受兹介福，以中正也。

坎为忧。六二得中，势将晋如，而前阻坎险三五互坎，爰有愁如之象，亦以守正则吉。幸二五同功，五以中女而居尊位，是王母也。受兹介福，于其王母乾为王，六五居中，王者之母也。介，大也，愁可终破耳。受兹介福，以其位中正也。

六三：众允，悔亡。

象曰：众允之志，上行也。

坤为众。六三三阴上晋，坤众皆从，是众允也。顺丽大明，是以悔亡。众允之志，欲上行也晋，进也，即上行也。

九四：晋如鼫鼠，贞厉。

象曰：鼫鼠贞厉，位不当也。

艮为鼠。九四居艮之上，在坎之中，亦有晋如之意。而遇险而止，象同鼫鼠，守贞则厉。鼫鼠贞厉，以其位不当也。蔡伯喈曰："鼫鼠五能，不成一技。"《说文》："能飞不能过屋，能缘不能穷木，能游不能度谷，能穴不能掩身，能走不能先人，所谓五技而穷者也。”

六五：悔亡，失得勿恤，往吉，无不利。

象曰：失得勿恤，往有庆也。

六五明出地上，顺丽乾中，悔可终亡，失当必得。已出坎险，勿用忧恤，凡有所往，吉无不利。失得勿恤，往则有庆也。《象传》所谓"柔进而上行"者，此爻也。降康侯之锡命，分王母之介福，明德照临，恩光下逮，尽在是矣。

上九：晋其角，维用伐邑，厉吉，无咎，贞吝。

象曰：维用伐邑，道未光也。

离为牛。上九离，终无所晋矣，则晋其牛角耳。离为甲胄戈兵，前位既穷，无所用之，维用以伐坤之下邑。坤，顺也。邑无违命之人，伐之何辞？若存惕厉之心，则事吉无咎。守贞不改，是吝道也。离本明也，离则荣光远被。而维用伐邑，是其道未光也。盖离以上进为明，处上九晋止明终之位，不自含光养晦，而犹以甲兵肆威陵下，违道而行，何光之有也。

第三十六卦　明夷

离下坤上，地火明夷。

明夷，利艰贞。

明夷，上坤下离。离明沦夷于地下，是天地向晦之时，国家昏昧之秋，故利艰贞。

象曰：明入地中，明夷。利艰贞，晦其明也。内文明而外柔顺，以蒙大难，文王以之。内难而能正其志，箕子以之。

旧本"利艰贞"二句误在"文王以之"句下，从杨氏本正之。①

离明入坤地之中，光华夷灭曰明夷。利艰贞，晦其明也。离为文明，坤为柔顺，坎为险难。文王拘于羑里，大难也。内文明而外柔顺，以蒙大难，文王以之 贞者，正也。箕子，纣王之至戚，而遭幽囚，内难也。内难而能正其志，箕子以之。此古圣人处明夷而以其用者也。

象曰：明入地中，明夷。君子以莅众，用晦而明。

离日在坤地之下，是明入地中也《序卦传》："夷者，伤也。"《杂卦传》："明夷，诛也"，诛而伤也。明入地中，光明伤夷，是谓明夷。君子以此莅众，用晦而为明，所为晦其明者，乃所以为大明也。明出地上谓之晋，晋则用明以修身。明入地中谓之夷，明夷则用晦以莅众。君子于明晦之际，无往而不宜也。

初九：明夷于飞，垂其翼。君子于行，三日不食，有攸往，主人有言。

象曰：君子于行，义不食也。

离为雉，为鸟，有翼可飞也。明夷，离居坤下，而初

---

① 旧本……正之：此句当为黄氏所注。

九又在离下，则雉鸟于飞而垂其两翼，不能飞也。震为行三五互震，离为腹，以三坤而履离日，是谓三日。初九震爻，不居坤下而居离初，震足不成，未能行也。君子而欲于行，其离腹中虚，象应三日不食。初与四应，是其主人也。四当坎上坤下，处险而性啬坎险坤啬，欲有攸往，主人必有辞谢之言。君子当此而欲于行，其义不得食也。

六二：明夷，夷于左股，用拯马壮，吉。

象曰：六二之吉，顺以则也。

震为足，巽为股。巽居东南而位左方，是左股也。乾得坤初则为巽，坤得乾初则为震。五居震末，有震足而无震股，下与六二两阴不应，未肯相援，少股肱辅助之力，欲进不能，是明夷而夷其左股也。二四同功一体，势难坐观。若用拯之，坎马在侧，美脊亟心，得此壮马，股伤何虑，其兆吉矣。六二之吉，以坤爻而丽乾中，顺动而以天则也乾元用九，乃见天则。

九三：明夷于南狩，得其大首，不可疾，贞。

象曰：南狩之志，乃大得也。

离位在南，而具甲胄戈兵。九三以离明之终，当震动之始，故有南狩之象。而爻当乾之三阳，阳为大，乾为首，明夷而于南狩，正遇此爻，是得其大首也。但地在坎中互坎，未能顺动震动遇险，坤顺在外，不可求疾疾，速也，宜守其贞。南狩之志，位值阳刚乃大得也。

六四，入于左腹，获明夷之心，出于门庭。

象曰：入于左腹，获心意也。

坤为腹。右在前，左在后，六四坤初，明入地中之始，是入于左腹也。离为心，坎为宫，六四坎宫之门庭也。离心在坎宫之内，幽而不明，而明之被夷，实始此爻。地比性通，是获其明夷之心于方出门庭之际也。盖入于左腹，切近离中，是以获其心意也。

六五，箕子之明夷，利贞。

象曰：箕子之贞，明不可息也。

六五尊位，而爻在坤中，迷而不悟_{坤为迷}，六二之明正夷于此。此箕子之所以明夷也。以亲贤之位，遭君王之迷，忧国忘身，以至披发佯狂，出囚屈辱，是内难而能正其志者，利在艰贞，以晦其明。箕子之贞晦，晦而愈明也。

上六，不明晦，初登于天，后入于地。

象曰：初登于天，照四国也。后入于地，失则也。

上六坤终，离明于地，至此极矣，故不明而晦。前则初登于天，今则后入于地，此明夷已尽之秋。初登于天，明晋而照四国也；后入于地，明夷而失天则也。六二之顺以则者，皆至此而全失矣。

第三十七卦　家人

☲☴ 离下巽上，风火家人。

家人，利女贞。

家人，上巽下离，以长女中女而备家人之谊，故利女贞。贞者，正也。

象曰：家人，女正位乎内，男正位乎外。男女正，天地之大义也。家人有严君焉，父母之谓也。父父，子子，兄兄，弟弟，夫夫，妇妇，而家道正。正家而天下定矣。

家人，男女而已。女正位乎内，而居二四二四阴位在内。男正位乎外，而居三五三五阳位在外。男女正位，此天地之大义也，然非男女之所能也。男女皆乾坤所生，家人之中有严君焉，乾父坤母之谓也。乾父得坤母初爻，则化巽而为长女；得坤母中爻，则化离而为中女。故六二离中，而实即坤中。九五巽中，而实即乾中。虽二女之位，而皆父母之位也。坤母居二，乾父居五，父母位正，则父父子子，兄兄弟弟，夫夫妇妇，而家道皆正。家者，天下之本也，正家而天下定矣。

象曰：风自火出，家人。君子以言有物，而行有恒。

巽风在离火之上，是风自火出也。东方生风，风生木，木生火。巽位东南，风木也。火自风出，而曰风自火出，何居？盖木生火，而火亦生木，缘水火互根。离以二阳而抱一阴，一阴者，坎水之根也；坎以二阴而抱一阳，一阳者，离火之根也。有天上之水，离之一阴是也。有地下之火，坎之一阳是也。木生于水，而实生于坎水之阳，阳蛰水暖，温气东升，此风木所由化生，故曰风自火出。木火升散，原皆在外；风自火出，从内生也。《杂卦传》："家人，内也。"母子相生，此本一家之人耳。是谓家人修身乃齐家之准，君子以此言有物而行有恒言，忠信有物也。行，笃敬有恒也，以为正家之表也。

初九：闲有家，悔亡。

象曰：闲有家，志未变也。

初九，离之下刚，一家之防闲也门下设木为闲。曰闲，所以防闲内外，亦犹马厩曰闲，防其出也。以防闲而有家，后悔乃亡。闲而有家，以早正其本，其志未变迁也。

六二：无攸遂，在中馈，贞吉。

象曰：六二之吉，顺以巽也。

六二以中女承家，事无所遂，但在中馈《大戴记》："妇人从夫，无所敢自遂，而有常职。"孟母云："妇人之职，幂酒浆，精五饭"，守贞而吉。二本坤爻坤，顺也，二四同功四，巽也，六二之吉，顺以巽也此女正位乎内者。

九三：家人嗃嗃，悔，厉吉。妇子嘻嘻，终吝。

象曰：家人嗃嗃，未失也。妇子嘻嘻，失家节也。

火为德，水为刑，故离乐而坎忧。九三在二离之中，一坎之内，若以法律齐家坎为法律，则家人嗃嗃不宁，未免悔厉。然法严众肃，究为吉征，若以喜笑型家离应心，其志喜，其声笑也，则妇子嘻嘻不恭。虽人无怨，而纲纪废堕，越礼乱常，反由此生，终成吝道。家人嗃嗃，未为失也。妇子嘻嘻，乃失治家之节也。

六四：富家，大吉。

象曰：富家大吉，顺在位也。

六四巽之柔位，长女乘时，以利市三倍之才，殖货谋产。此其家不贫，是富家之女，大吉之征。巽，顺也。富家大吉，柔顺而在位也以阴居阴，又在上巽之初，皆其本位。

九五：王假有家，勿恤，吉。

象曰：王假有家，交相爱也。

家为天下之本，九五王位，《象传》所谓"正家而天下定"者，正指此爻。是王者之事也。王以正道感格，假格通而有其家，此以家化天下者，虽下临互坎，亦勿忧恤。坎为忧，全吉之征。王以假而有家，则人心感悦，化其纷争，交相爱也此男正位乎外者。

上九：有孚威如，终吉。

象曰：威如之吉，反身之谓也。

上九位高，一家之长。诚信有孚，尊严威如，家无玩法之人，终吉之兆。其身不正，何能正人？威如之吉，反身自正之谓也。

第三十八卦　睽

☲ 兑下离上，火泽睽。

睽：小事吉。

睽卦，上离下兑，中女与少女同居，貌合心睽。而五柔居尊，小者得位，故小事吉。

象曰：睽，火动而上，泽动而下，二女同居，其志不同行。说而丽乎明，柔进而上行，得中而应乎刚，是以小事吉。天地睽而其事同也，男女睽而其志通也，万物睽而其事类也。睽之时用大矣哉。

睽，离也。离火动而上炎，兑泽动而下润。离为中女，兑为少女，二女同居而其志不同行，皆事之极相睽隔者。兑说而丽乎离明，睽其视家人，柔进而上行家人之六二进而居三，六四进而居五。六五得中，而应乎刚。阳大阴小，小者得位，是以小事吉。物无合而不离，离而不合者。天地异位，睽矣，而化育生成，其事同也。男女异秉，睽矣，而琴瑟唱和，其志通也。万物异形，睽矣，而荣枯舒惨，其事类也。睽之时用大矣哉。

象曰：上火下泽，睽。君子以同而异。

离火在兑泽之上，是上火下泽也。上炎下润，性反情乖，是谓之睽。君子以此，虽同而异。异而同者，胞与之量；同而异者，道德之真也。

初九：悔亡，丧马勿逐，自复。见恶人，无咎。

象曰：见恶人，以辟咎也。

初九兑之下刚，亦即乾始。原爻未变，无得无失，事可悔亡。乾为马，三索坤柔化为少女，而乾马丧矣。然兑之上夬，还乾之渐剥则返坤，夬则返乾，勿逐自复，以初爻之未动也。初与四应，而两刚不交，据险张弓，志为寇盗，是恶人也。然见之无咎，盖人恶则善疑_{坎为疑}，必以不见为恨，见之而疑释恨消，所以避咎也。

九二，遇主于巷，无咎。

象曰：遇主于巷，未失道也。

六五君位，主也。九二刚中，阳阴正应。方在田野，未通贽币，而遇主于里巷之中。《象传》所谓"柔得中而应乎刚"，有应则遇，无谓朝市也。是巷遇而非野合，无咎之征。遇主于巷，九二刚中，未失道也。

六三：见舆曳，其牛掣，其人天且劓，无初有终。

象曰：见舆曳，位不当也。无初有终，遇刚也。

六三，兑之上爻，在离中_{互离}，居坎初_{互坎}。离为牛，坎为舆。三应上九，理可会合，而舆曳于前，牛掣于后，不能进也。巽为发，艮为鼻，而四柔升五，巽发不成；五刚降四，艮鼻不就，其人天且劓_{"天"当作"而"，耏①通，秃发也。劓，截鼻也}。非第不进，且罹鼻刑，地临险阻，位当毁折，其兆如是，睽之极矣。然而无初有终，三为兑终，上为离终，虽不善始，亦当善终，后必合也。见舆曳，以三位之不当也。无初有终，遇上九之阳刚也。

九四：睽孤，遇元夫，交孚，厉，无咎。

象曰：交孚无咎，志行也。

九四离下，与兑初相应，而两刚不交，是曰睽孤，言

---

① 耏（nài）：古代剃去颊须、以示惩处的一种轻刑。

其孤而无与也。初四二阳无耦，皆鳏夫也。初居卦始，是为元夫。九四遇之，同气相合，其交甚孚，而皆不得位，未免危厉，然而无咎。交孚无咎，以坎志之得行也坎为志，所谓有志者事竟成也。

六五：悔亡，厥宗噬肤，往何咎。

象曰：厥宗噬肤，往有庆也。

六五离中，正位居尊，后悔可亡。下应九二，阻于坎险，不得会合。幸六三厥宗宗，类也，同气相助，以兑口而食封豕坎为豕，噬肤侵肌，去其阻梗兑为口，六三兑柔，故曰噬，往亦何咎。厥宗噬肤，则二五嘉会，往有庆也。《象传》所谓"柔进而上，行得中而应乎刚"者，正是此爻。坎难消而离乐成，此始睽而终合者也。

上九：睽孤，见豕负涂，载鬼一车，先张之弧，后说之弧。匪寇婚媾，往遇雨则吉。

象曰：遇雨之吉，群疑亡也。

上九离终，下应六三，睽而不孤，而亦曰睽孤，地阻而多疑也。其始见封豕于泽畔三居兑上，身负泥涂。既睹众鬼于水滨三居坎下，共载一车。先张之弧，抽矢将发；后说之弧说、脱通，挽弓不射。是耶非耶，疑而莫定。不知此非寇仇而婚媾也，其为豕为鬼，皆非真象。坎乃雨也，往遇雨则吉象。遇雨之吉，坎象著而群疑亡也。坎为豕，为疑，为车，为弓，为寇，为雨。乾为神。坤为鬼。坎以乾陷①

---

① 陷：此字原脱，据文义补。

坤中，神隐鬼现。坤为众，坎为车，故有众鬼乘车之象。
豕鬼皆消，婚媾乃显，亦始睽而终合也。

第三十九卦　蹇

☵☶ 艮下坎上，水山蹇。

蹇，利西南，不利东北，利见大人，贞吉。

蹇卦，上坎下艮，坎险阻隔，艮止不进，动履艰难，
是有蹇象。西南坤位，东北艮位，坎在坤中，宁于坤中出
险，不在艮上守终，故利西南，不利东北。利见大人，谓
九五也。五在坎中，时方大蹇，故守贞则吉。

象曰：蹇，难也，险在前也。见险而能止，知矣哉。
蹇利西南，往得中也。不利东北，其道穷也。利见大人，
往有功也。当位贞吉，以正邦也。蹇之时用大矣哉！

蹇，难也，坎险在前也。艮为止，见险而能止，知矣
哉。坤在西南，得乾中爻则成坎。阳居九五中位，蹇利西
南，往而得中也。艮在东北，万物之所终也。终则穷，不
利东北，其道穷也。利见九五大人，往有功也。上九五当
位，而宜贞吉，以正邦也。蹇之时用大矣哉。

象曰：山上有水，蹇。君子以反身修德。

坎水在艮山之上，是山上有水也。山上有水，迴折梗
阻，不得顺行，如人步蹇而行迟，是谓之蹇。世运方艰，
欲进未能，君子以此，反身修德，守分居贞。盖前无所往，

周易悬象

不得不反也。

初六：往蹇，来誉。

象曰：往蹇来誉，宜待时也。

蹇之所以为难者，坎险在前也，当此行不如止。前进为往，后退为来。进则逢坎，是往蹇也。退而逢艮，见险能止则曰知，是来誉也。三为止，二多誉以连三也，誉在六二，初未能也。然二者，初之所续至也，往蹇来誉，誉虽未及，宜待时也。

六二：王臣蹇蹇，匪躬之故。

象曰：王臣蹇蹇，终无尤也。

九五王也，六二正应，是王臣也。居二坎之下_{上坎互坎}，蹇而又蹇，而有进无退。不以险阻，是其忘身殉国，匪躬之故_{非为一身之故}。王臣蹇蹇，为国柱石，社稷攸赖，终无尤也。

九三：往蹇，来反。

象曰：往蹇来反，内喜之也。

九三虽在坎中_{互坎}，实居艮上。往则逢坎，得险而蹇也；来则反艮，见险而止也。艮为内卦，遇险以止，而不陷为庆。往蹇来返，还其故位，内卦得此，实喜之也。

六四：往蹇，来连。

象曰：往蹇来连，当位实也。

六四在二坎之间，往则逢坎，来亦逢坎。而宁来不往者，上坎乃是坎位，互坎实为艮爻，往则逢坎，必成蹇矣。来则连艮，义可止也。往蹇来连，以九三当艮位，而阳实也。

九五：大蹇，朋来。

象曰：大蹇朋来，以中节也。

九五上坎之中，身陷险阻，是大蹇也_{阳为大，五君位，亦大}^{人也，故曰大蹇}。然下有六二之朋^{相应为朋}，蹇蹇匪躬，必来赴难。大蹇而朋来，世路终夷，以其居中而有节也。蹇利西南，往得中也。不利东北，其道穷也。是利于遇坎，不利遇艮。而诸爻皆利来艮，不利往坎，盖诸爻贱位，无九五之时，故宜见难而止。九五有时有用，虽遭大蹇，自有六二朋来，故愈蹇而愈利。所谓利见大人者，九五所独也。

上六：往蹇，来硕，吉，利见大人。

象曰：往蹇来硕，志在内也。利见大人，以从贵也。

上六位穷，往则蹇矣。内连九五之阳，阳为大，来则硕。硕者大也，其兆吉，利见大人。往蹇来硕，志在上六之内爻也^{九五}。利见大人，以从九五之贵位也。

第四十卦　解

坎下震上，雷水解。

解，利西南，无所往，其来复吉。有攸往，夙吉。

解卦，上震下坎，震动而出险，宜于坤地休养，故利西南。震，往也。若前无所往，其来复与九二皆吉。六五西南之坤中也，若前有所往，则无不夙吉，震动在前也。

象曰：解，险以动，动而免乎险，解。解利西南，往得众也。其来复吉，乃得中也。有攸往夙吉，往有功也。天地解而雷雨作，雷雨作而百果草木皆甲坼。解之时义大矣哉！

解，散也。坎险而以震动，动而免乎险曰解。蹇，难；解，散。西南坤位，坤为众，万物之所以致养也。蹇难方解，正须休息，利西南坤地以致养之，故往而得众也坎中。有所往者则夙吉，往而有功也。六五、上六二气交感，阴阳郁蒸，此天地之不解也。天地解而雷雨作，雷雨作而百果草木皆甲坼萌生，解之时义大矣哉。

象曰：雷雨作，解。君子以赦过宥罪。

震雷与坎雨相合，是雷雨作也。雷雨既作，阴阳交畅，天地之郁勃散解，是谓之解。《杂卦传》："解，缓也。"天地舒缓，人事不容独急，君子以此，赦过宥罪，下宽大之条，布祥和之令，虽禁纲疏阔，实时务之宜也。处险而止则曰蹇，蹇则难结。出险而动则曰解，解则难消。其时务不同，故行事亦殊也。

初六：无咎。

象：刚柔之际，义无咎也。

初六，坎下入于坎窞者，此爻也。而是则无咎，以二与四应，四阳震动，上有助援，则下不陷溺。爻在刚柔之际，彼此相交，义无咎也。

九二：田获三狐，得黄矢，贞吉。

象曰：九二贞吉，得中道也。

坎为狐，离为矢。九二坎中，上临六三，隐伏疑惑，其象三狐坎为隐伏，为疑。狐隐伏善疑，故曰狐惑、狐疑。三以坎上而在离中_{互离}，其位黄离_{离之六二曰黄离}，其矢即黄矢也。九二弓马与舆，武备分全，但无矢。于此田猎，以黄矢而射三狐，既获三狐，并得黄矢，吉矣。然究在坎中，是以守贞。九二贞吉，得中道也。《象传》所谓"其来复吉，乃得中也"。

六三：负且乘，致寇至，贞吝。

象曰：负且乘，亦可丑也。自我致戎，又谁咎也。

戎，本作"寇"。坎为舆，亦为寇。六三离中_{互离}，居坎震二刚之间，下履坎阳则既乘之，上乘震阳则又负之。夫以肩背负荷，而且乘车而驰，是小人而乘君子之器也，盗思夺之矣。爰致寇至，守贞愈吝。盖以既负且乘，亦可丑也，实乃自我至寇，又谁咎也_{义详《文言》}。

九四：解而拇，朋至斯孚。

象曰：解而拇，未当位也。

震为足，九四震初，是其拇也_{足大指}。震动而足行，攸往分利，故蹇难可解。虽足行必自拇始，然一拇独动，何能遽行？不行则所解有限，是一身未解，第解而拇也_{而、尔通}。然恃有朋焉，初也朋至斯孚矣，刚柔契合，然后相与以有成也。仅解而拇者，四居震初，未当位也。

六五：君子维有解，吉。有孚于小人。

象曰：君子有解，小人退也。

六五既得尊位，则塞难维系，固结难解。君子至此，无有不解，吉矣。而梗化之顽，革心向化，亦且有孚于小人。君子有解，则小人心抑而退也。

上六：公用射隼于高墉之上，获之无不利。

象曰：公用射隼，以解悖也。

上六地高望重，三公之位也。初二地道，本地者亲下，则有走兽之形。上六天道，本天者亲上，则有飞鸟之象。上六与六三同气皆卦末，三在离中，为鸟为矢。今者鸟飞而上高墉，此亦枭雄之可诛者，公乃用黄离之矢，射高墉之隼。九二射狐于平田之下，获之，内难既解。上六射隼于高墉之上，获之，外难亦解。塞难全解，何有不利？公用射隼，藏器于身，待时而动，以解外难之悖逆也。震，行也；即，往也。上九居震动之末，事无不利。象辞所谓"有攸往而夙吉"者也。其往而有功，不亦宜乎义并见《文言传》。

卷五

第四十一卦　损

兑下艮上，山泽损。

损，有孚，元吉，无咎，可贞，利有攸往。曷之用，二簋可用享。

亨，读为享。损卦，上艮下兑，二五有孚，元吉无咎。方在损时，是可守贞，而互震在中，利有攸往。古者亨礼，八簋为上，四簋为中，二簋为下为简。损之取义，曷之用乎？苟当其宜，二簋之简，可亨于上帝。事有不嫌于损者，顾其时何如耳。

象曰：损，损下益上，其道上行。损而有孚，元吉，无咎，可贞，利有攸往。曷之用，二簋可用享。二簋应有时，损刚益柔有时，损益盈虚，与时偕行。

损，损益卦而为损也。巽震为益，艮兑为损。阳盈而阴虚，女虚而男盈。今震变而为兑，损长男之盈，而为少女之虚，是损其下也。巽变而为艮，益长女之虚，而为少男之盈，是益其上也。然则兑益一刚，而其实为损，非益不损也；艮损一刚，而其实为益，非损不益也。是曰损下益上。益本长女在上，长男在下，乃以长男而化少女，长女而化少男，女下男上，易其位矣，故其道上行。二五易位，上下相孚，损而有孚，元吉无咎。以居损而可守贞，以互震而利有攸往。曷之用，二簋可用享，二簋之简非所应也。而其应有时，盖以损刚益柔，自有其时，损益盈虚之数损其盈，益其虚，原乃与时偕行也。

象曰：山下有泽，损。君子以惩忿窒欲。

兑泽在艮山之下，是山下有泽，以高临下，有余者愈有余，不足者愈不足，是损大泽以益崇山也，此谓之损。君子以此，惩其忿而窒其欲。窒，塞也。损其所本无，还其所固有也《仲氏易》："艮少男，多忿则惩之；兑少女，多欲则窒之"。

初九，已事遄往，无咎，酌损之。
象曰：已事遄往，尚合志也。

初九本以震下，今成兑初，前之在震，此为已事矣已事，已过之事也。已事遄往，此可无咎遄，速也。又，往来数也。遄往无咎，犹既往不咎义，但于今日须酌量损之耳。损震之盈，化兑之虚，前之二柔，是所宜损者。下以二柔而易五刚，上以五刚而易二柔，原有同心，已事遄往，而酌宜损之，此为与上合志也尚、上通。升之初六，上合志也，与此同。

九二：利贞，征凶，弗损益之。
象曰：九二利贞，中以为志也。

九二本以五刚而降今位，遂使长男化为少女，此一卦之主，损之所以为损也。时方处损，利在居贞，守志待时，纵六五有孚，犹追昔矣。爻当互震，不无前征之意征，行也，往也。而时命不犹，旧位难复，反以轻往成凶。此居损下之地，而以爻画言之，柔去刚来，是弗损而实益之也，何必妄动？九二利贞，以六五在中，原为故所，中以为志，是其情也，但以时乖而止耳。

六三：三人行，则损一人；一人行，则得其友。

象曰：一人行，三则疑也。

六三兑柔，其于益原在坤中互坤，又居震上，坤为众，震为行，同辈三人并行。今以六二而变九二，则损其一人，成兑不行矣。而二四为震，又有行象。六三以一人独行，则于六五而得其故友，二升而为五也。盖一人则无所疑，三则人众而生疑也坤为迷，有疑象。

六四，损其疾，使遄有喜，无咎。

象曰：损其疾，亦可喜也。

坎为忧，为病。离者坎之反也。六四在互坎之中，是乃离爻。以离乐而反坎忧，损其疾矣。且使遄有喜悦，无咎之徵。既损其疾，则亦可喜也。

六五：或益之，十朋之龟，弗克违，元吉。

象曰：六五元吉，自上佑也。

六五本以二柔而升此位，遂使长女化为少男，是损中之益，故曰或益之也损下益上，此是益上之爻。六位之中以此为善，虽十朋之龟，灵甲当时，洞烛休咎，而亦弗能违也①。艮为山龟《汉书·食货志》："元龟长尺二寸，值二千一百六十，为大贝"。十朋，五贝为一朋，值五十贝，价之至重者也。弗克违，言以

---

① 也：此下原衍"元吉之兆……此爻是也"四十七字，系传抄之误，今删。

此爻为善，元吉之兆。上以五降而后下，以二升五尊位也，得上九而有成功艮成。六五元吉，虽从下升，实自上佑也。象辞"元吉"，此爻是也。

上九：弗损益之，无咎，贞吉，利有攸往，得臣无家。

象曰：弗损益之，大得志也。

上九以长女而化少男，是弗有所损而但益之也，无咎之兆。然损中之益，守贞则吉。下与三应，三，其臣也。艮为家，坤为国为臣，三在互坤之下，互震之中，震动，故利有攸往。往得其臣，化家为国，是有国而无家。爻当艮止，成始成终，弗损而益之。功成知止，有终焉之意，是大得志也。象辞所谓"无咎可贞，利有攸往"者，此爻也。

第四十二卦　益

䷩　震下巽上，风雷益。

益，利有攸往，利涉大川。

益卦，上巽下震，震动则行，故利有攸往。震巽为木，刳木为舟，得风而行，故利涉大川巽风震行。

彖曰：益，损上益下，民悦无疆。自上下下，其道大光。利有攸往，中正有庆。利涉大川，木道乃行。益动而巽，日进无疆。天施地生，其益无方。凡益之道，与时偕行。

益，益损卦而为益也。艮兑为损，巽震为益。艮变而为巽，损少男之盈，而为长女之虚，是损其上也。兑变而为震，益少女之虚，而为长男之盈，是益其下也。巽益一刚，而反为损。益具五刚，则成女也。震损一刚而反为益，损其二刚则成男也。是曰损上益下。上为君，下为民，损上益下，是君损而民益也，故民悦无疆。损之少男在上，少女在下。今以少男而化长女，少女而化长男，女上男下，是自上而下也。谦尊而光，以君下民，谦之极矣，故其道大光。利有攸往，以五刚二柔，中正而有庆也。利涉大川，以震巽二木，得风而行也。益以震动而巽顺，无往不利，故日进无疆。天施坤初而化长男，地生乾下而化长女，故其益无方。损益自有其时，凡益之道，乃与时偕行也。

象曰：风雷益，君子以见善则迁，有过则改。

巽风震雷，合而为益。盖木气左旋，风雷鼓荡，冻解蛰惊，阴往阳来，否转泰回，全在此候。复临增益之春，故谓之益。君子以此，见善则迁，有过则改，迁其固有，改其本无，过消而善长，是益道也。

初九：利用为大作，元吉，无咎。
象曰：元吉无咎，下不厚事也。

初九震初，正当震动之始。利用为诸大作，坤为顺，为国，为民互坤，大有动作，国顺而民悦之。善作善成，元吉无咎之兆。上之大作，以为下也，元吉无咎。上以厚益予下，而下不厚事也下无厚费之事，《象传》所谓"损上益下，民悦无疆"者，正是此爻。《系辞传》："神农氏作，斲木为耜，揉木为耒，耒耜之利，以教天下"。盖取诸益以巽木而入坤土，坤牛与震足俱行，进退动摇_{巽为进退，震为动}，固有耕象。汉儒皆以此爻为耕植，此亦作中之大者，而实不但此也。

六二：或益之十朋之龟，弗克违，永贞吉。王用享于帝，吉。

象曰：或益之，自外来也。

六二以五柔而降今位，遂使少女化为长男。初九之元吉，全缘此爻，是益之所以为益，一卦之主也。六位之中，莫善于此，虽十朋之龟，灵觉前知，洞悉灾祥，而亦不能违也。然在互坤之始，坤以臣道而利永贞，此亦宜守臣节，永贞为吉。盖坤之用六，本以大终；此之用六，本以大始。大终者善成，大始者善作。此当大作之始，必期大成，永贞不替，何以①成终，故以永贞而吉。值此增益进长，丰亨之时，王用享于上帝，坤牛、震马、巽鸡、艮狗，备礼荐牲，以告成功，吉矣。较之前日居损，仅设二簋，丰俭相悬，不亦远乎。《象传》所谓"其益无方"者，此爻是也。或益之者，降于六五，自外来也。

六三：益之用凶事，无咎。有孚中行，告公用圭。

象曰：益用凶事，固有之也。

六三震末，大作终矣。三以多凶之位，而又处坤中，为啬为丧，凶象皆全，益之至此，必有凶事矣。然即用凶事，亦可无咎。以二五有孚，自中外行，信及兆民。二为三公_{震为诸侯}，三当凶岁，告公用圭_{坤艮重土}，有圭象，以恤凶

---

① 何以：疑应作"所以"。

荒，此亦兆民所说服者，何咎之有？盖益之而或用凶事，此亦固有之理也。《周礼》："珍圭徵守，以恤凶荒。"珍圭即镇圭。王于凶岁，使人徵守土诸侯，忧恤凶荒，则授之以致王命焉。此亦兆民所说服者，何咎之有？盖益之或用凶事，此亦固有之理也。

六四：中行告公从，利用为依迁国。

象曰：告公从，以益志也。

坤为国，为民。六四于损居坤中，于益居坤上，是在损之时，国安而民止_{上艮}；在益之时，国迁而民动矣_{下震}。国者，民之依也，国迁，民于何依？四于二五孚信中行之时，人心扰动，告公从者，利用为民依迁国。三位连二，故得告公。四位隔三，故告公从。告公从者，以国迁民悦，所益良多_{三坤下迁则成益}，此正取益之志也_{其志正，以此取益}。

九五：有孚惠心，勿问元吉，有孚惠我德。

象曰：有孚惠心，勿问之矣。惠我德，大得志也。

二为离位，五为坎爻，位居阴阳之中_{二五皆在阴阳之中}，一三为阳，四六为阴，为心，为志_{离为心，坎为志}，皆有孚象。九五本以二刚而升今位，遂使少男化为长女，其于六二，彼此交易，本有孚也。当在损时，沉沦下位_{九二}，中以为志，感六五嘉惠之心，不忘旧好，此为已事，勿庸问矣。今者六五降二，九二升五，恭膺大宝，载登天位，休征备至，元吉呈祥。是六二有孚，诚心拥戴，惠我以德也。昔之有孚惠心，勿问之矣。今者惠我以德，自此大得志也。益在六二，非九五也，而九五居损，亦大得志，盖损上即所以益上。就此一爻，是损中之益者也。

上九：莫益之，或击之，立心勿恒，凶。

象曰：莫益之，偏辞也。或击之，自外来也。

上九巽终，即损之艮终，仍守原位，莫益之也。益之者，与之也。莫之与则伤之者至矣，故或击之。然即或击之，而不可无恒，因击而惧，志节变更，立心无恒，则凶矣。无恒者，不能中以为志也。莫之益者，言其过时失中，偏于末位之辞也。地偏，故不得受益。或击之者，以其不安末位，怀藏求益之心。自外来也，六二外来，中上九偏矣，来安所容？此亦不识时务之极者矣。《杂卦传》："损益盛衰之始也。"盖损长成少则为不足，然少者盛之始也；益少为长则为有余，然长者衰之始也。物无盛而不衰，衰而不盛者，损益之谓也。孔子所以读《易》至此而喟然也。孔子读《易》至损益，喟然而叹。子夏避席而问。答曰：夫自损者益《淮南子》："孔子读《易》至损益，喟然而叹曰：或欲利之，适足以害之；或欲害之，适足以利之。利害福祸之门，不可不察。"于此文异，自益者缺，吾是以叹也。

第四十三卦　夬

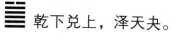乾下兑上，泽天夬。

夬，扬于王庭，孚号有厉，告自邑，不利即戎，利有攸往。

夬卦，上兑下乾。九五王位，一柔在上，是风扬其罪于王庭之上也。五刚孚号，除此微阴，至易之事，而犹有戒心，慎以免害，是吉征也。坤为邑，自一阳复后，皆自坤来。告自坤邑，不利即戎，阴将败也。利有攸往，阳已胜也。

象曰：夬，决也，刚决柔也。健而说，决而和。扬于王庭，柔乘五刚也。孚号有厉，其危乃光也。告自邑，不利即戎，所尚乃穷也。利有攸往，刚长乃终也。

夬，决也，刚决柔也。决者，绝也。以五刚而临一柔，阳盛阴微，势已将决绝而去之也。夬之得名，原以上缺，而五刚合势，意欲绝之，故取意于决。乾健而兑说，刚决而柔和此以决断取义。扬于王庭，柔乘五刚，位在上也。孚号有厉，处安若危，其危乃光也。告自邑，不利即戎，一阴欲尽，所尚乃穷也。尚，往也。利有攸往，刚一长而柔乃终也。

象曰：泽上于天，夬。君子以施禄及下，居德则忌。

兑泽在乾天之上，泽上于天也。泽气上腾，蒸为云雾，霪雨倾泻，若决江河，是之谓决。君子及此，施禄及下，大德不居。若居其德，则反为忌也。

初九：壮于前趾，往不胜为咎。
象曰：不胜而往，咎也。

初九震爻，震为足，此其趾也。大壮四阳上进，初九已壮于趾。此以五阳并进，其壮加矣，故壮于前趾前趾，大指也。小指在后。但壮仅在趾，难胜前征之任，往而不胜，反足为咎。盖力不能胜而强往焉，是为咎也。

九二：惕号，莫夜有戎，勿恤。

象曰：有戎勿恤，得中道也。

九二坎爻，坎为盗，为月，有月夜寇至之象。二居中位，刚正不倚，是乃诸臣之望。当此惕然惊号，暮夜有戎，此或宵人势孤，自知难免，密遣刺客，奸人乘机暗开，亦事理之常。然而无忧，有戎莫恤，以其得中道也。

九三：壮于頄，有凶，君子夬夬，独行遇雨，若濡有愠，无咎。

象曰：君子夬夬，终无咎也。

乾为首，九三乾终，首也。怒形颜色，壮于頄上_{鼻外颧内曰頄}，悻悻之势，当者难容，有凶之象也。三位失中，未肯因人成事，尝为祸先，而以多凶之地，动则得咎，是以不利。盖三本兑爻之位，爻与上应，上得夬形，则三有夬象。夬而又夬，是君子夬夬之所也。上夬为泽，泽上于天，云腾雨落。于此独行，必有遇雨，若夫遇水沾濡，皆所应得。是时未免有愠，然而无咎。盖君子夬夬，自知两缺相际，终无尤也。

九四：臀无肤，其行次且，牵羊悔亡，闻言不信。

象曰：其行次且，位不当也。闻言不信，聪不明也。

震为足，巽为股。九四以震爻而当巽位，为足为股，皆在于此。而既居兑初，则足股不成，是但为臀耳_{臀在足股之上}。讵遇兑缺，而病毁伤，又无肤也。臀伤则累及股足，其行次且与趑趄同，行不前也，步履艰矣。兑为羊，为决。坎为耳，为疑。兑以上缺，坎象未全，则附决如故兑为附决，附于乾上，而为决也，而无坎之聪，但有其疑耳。故牵羊而悔亡，是因其决；闻言而不信，则缘其疑乾为言。盖其行次且，以震足未就，位之不当也。闻言不信，以次且半成，聪之不明也。

九五：苋陆夬夬，中行无咎。
象曰：中行无咎，中未光也。

九五阳刚得位，而上临兑缺，夬三阴，使乾象不全，化而未泽。苋，泽草也，即马齿苋也。此未及上六，犹是平陆地高平曰陆，而苋菜生焉，则其去泽不远矣，故有夬夬之象。幸在中行，事可无咎。中行仅得无咎，以其中之未光也。

上六：无号，终有凶。
象曰：无号之凶，终不可长也。

乾为言，兑为口，故有号象。上六一阴微弱，孤而无援，处将尽之势。前之号者孚号惕号，俱可无用，知其终有凶期，俟之而已。无号之凶，以孤阴而处终位不可长也。

第四十四卦　姤

䷫巽下乾上，天风姤。
姤，女壮，勿用取女。

姤卦，上乾下巽。巽为长女，女已壮矣。

彖曰：姤，遇也，柔遇刚也。勿用取女，不可与长也。天地相遇，品物咸章也。刚遇中正，天下大行也。姤之时义大矣哉！

姤，遇也。夬后乾纯，一阴又生，正直五刚在上，昔往今来，重遇于此，渐生渐长，非久成坤。今日初逢，已有渐别之势，是虽刚之遇柔也，而实柔之遇刚也。盖阴处方来，则柔者为主。巽为长女，而又当方长之际，勿用取女，不可与长也。乾为天，坤为地。一阴者，坤地初爻，天地相遇，生成合德，品物咸章也章，著也。二五两刚，位遇中正，乾行于上，风行于下，天下大行也。姤之时义大矣哉。

象曰：天下有风，姤。后以施命诰四方。

巽风在乾天之下，天下有风也。阳纯己月，六乾茂长，才完上缺，又逢下断，以巽木而化炎风，重遇于夏至之月，是谓之姤。后以此施巽命，而诰四方。微阴方来，政令亦更，扶阳抑阴之教，自此始也。

初六：系于金柅，贞吉，有攸往，见凶，羸豕孚蹢躅。
象曰：系于金柅，柔道牵也。

乾为行。初六，一阴始凝，化而为巽。巽木柔弱，柅也椅柅，木之柔弱者。合之乾金，是为金柅。巽为绳，以震出之位，变巽入之御，巽绳牵曳，是系于金柅也，守贞则吉。若有攸往，则当见凶。巽为股，而方见柔爻，未及其刚，股力不健，难以行也。而必欲往焉，譬之羸豕，信其蹢躅，动则颠踬耳。系于金柅，柔道牵制，乾行不利也。

九二：包有鱼，无咎，不利宾。

象曰：包有鱼，义不及宾也。

巽为包，为鱼。九二下履巽柔，包有鱼也。一阴方长，尚可无咎。阴在内为主，阳在外为宾，包虽有鱼，志在同类连升同类诸阴，不利于宾阴进则阳退。包之有鱼，义不及宾也。

九三：臀无肤，其行次且，厉，无大咎。

象曰：其行次且，行未牵也。

巽为股。九三巽末，地在股上，臀也。夬以上缺而臀无肤，巽以下断而臀亦无肤，其故同也。巽为进退不果，故言其行次且之象。次且，行之迟耳，非不行也次且与趑趄同，虽有危厉，而无大咎。以其去初六之牵制，地势稍远，行未牵也。以上体言，则臀在下而见夬四；以下体言，则臀在上而见姤三。兑巽反对，夬四即姤三也，但彼嫌其迟，此庆其缓，虽缓而实行也。

九四：包无鱼，起凶。

象曰：无鱼之凶，远民也。

九四，上乾之始，去初地远，则包无鱼。而究与初应，倘阴自此起则成凶兆。初为民。无鱼者，远于民也。无鱼之凶，以其相远而相应也。

九五：以杞包瓜，含章，有陨自天。

象曰：九五含章，中正也。有陨自天，志不舍命也。

乾为木果，巽为杞，为包。杞，亦木果也，但粒小耳。阳为大，阴为小，巽以乾阳之大，得一阴而成小。巽之一阴上承四阳而至九五，是以杞实之小，而包瓜实之大也，小不胜大，暂时含其天章，顷当发露耳。孰知日浸日夺，大不胜小，巽杞渐升，乾瓜终落。五，天位也。迫至积姤成剥，九五之阳有陨自天矣。九五含章，以其中正也。有陨自天，志不舍乎巽命，终与之遇也 不能舍离巽阴，故终与之遇。

上九：姤其角，吝，无咎。

象曰：姤其角，上穷吝也。

兑为羊。上九之位而遇阴爻，化兑成羊，则姤角矣。其兆为吝，然而无咎。姤其角，以上位既穷，故多吝象也。

第四十五卦　萃

坤下兑上，泽地萃。

萃，亨，王假有庙。利见大人，亨，利贞。用大牲吉，利有攸往。

萃卦，上兑下坤，有亨通之兆。坤为鬼，艮为门阙，为宗庙 互艮。九五王位，是王假有庙之象 假、格通。至也，利见大人 九五也，其事亨，而利守其贞。坤为牛，故假庙用大牲吉。巽为顺，故利有攸往。

象曰：萃，聚也。顺以说，刚中而应，故聚也。王假有庙，致孝享也。利见大人，亨，聚以正也。用大牲吉，利有攸往，顺天命也。观其所聚，而天地万物之情可见矣。

萃，聚也。坤顺而以兑说，九五刚中而下应六二，上下无违，故聚也。王于君臣合德，国家雍睦之际，假于有庙，致孝享也。贞，正也。利见大人，亨，以二五感应，聚以正也。九五天位，王也。巽为命，三五互巽，是天命也。王假庙而用大牲，吉。坤为牛也，利有攸往，坤顺而承天命也。阴阳相应则聚，观其所聚，而天地万物之情皆可见矣。

象曰：泽上于地，萃。君子以除戎器，戒不虞。

兑泽在坤地之上，泽上于地也。泽气蒸腾，氤氲地上，烟笼雾锁，聚为云气，是为之萃。蒙气遮掩，大地晦冥，小人有谋，寇盗将发，君子以此修除戎器，戒备不预之变。坤为萃，为乱，为害，为器，为师；兑为毁折，为刑人，故象如是。

初六：有孚不终，乃乱乃萃。若号，一握为笑，勿恤，往无咎。

象曰：乃乱乃萃，其志乱也。

初六坤下，上应九四，刚柔有孚也。而但恐不终，坤为①有终无成有终，初方始也。坤为民，为众，为迷，为乱，为萃。震为号，为笑。初四孚信不终，民无正应初为民位，与其同类群小，聚而为非，乃乱乃萃。若夫号咷涕哭，思

① 为：此字原脱，据文义补。

得一握其手为笑，恐未能也。此勿庸忧，但试往焉，终可萃合，当无咎怨。乃乱乃萃，先迷失道，其志乱也。后顺得常，故往而无咎耳。

六二：引吉，无咎，孚，乃利用禴。

象曰：引吉无咎，中未变也。

六二坤中，九五正应。《彖传》所谓"刚中而应"者。上得九五援引，吉而无咎。君臣孚萃，乃利用禴祭①，以致孝享，引吉无咎，以其中道未变也。彖辞："王假有庙，用大牲吉。"皆指此爻《周礼》"宗伯以禴，夏亨先王"是也。

六三：萃如嗟如，无攸利，往无咎，小吝。

象曰：往无咎，上巽也。

六三坤终，与上六两柔不交，上下断缺兑上缺，巽下断，此萃之不成者。故萃如而实嗟如，事无所利。若必欲往焉，亦可无咎，但小吝耳。巽，顺也。往无咎，以其上在巽之下也互巽。

九四：大吉，无咎。

象曰：大吉无咎，位不当也。

九四兑之下刚，位应初柔，情孚势萃，大吉无咎。兆当大吉，而仅得无咎，此四居多惧之地，位不当也。

———————————

① 禴（yuè）祭：古代宗庙之祭名。夏商两代为春祭，周代为夏祭。

九五：萃有位，无咎。匪孚，元永贞，悔亡。

象曰：萃有位，志未光也。

九五正位也。《象传》所谓"刚中而应，聚以正"者，即此爻也。是阴阳相萃而有位者，是以无咎。二五本相孚也，但二居艮初互艮，恐其间于四刚，中道而止，尚非孚也。元善不渝，永保其贞，后悔乃亡。萃虽有位，而中阻艮阳，志未光也。

上六：赍咨涕洟，无咎。

象曰：赍咨涕洟，未安上也。

上六兑终，以毁缺之位，而下无正应，是萃之不成者。地尽途穷，援孤与寡，赍咨涕洟，悲恸流连。要之，不过遇合无期耳，亦可无咎。赍嗟也咨涕洟，进退维谷，未能安其上位也。

第四十六卦　升

巽下坤上，地风升。

升：元亨，用见大人。勿恤，南征吉。

升卦，上坤下巽，其兆元亨。二五相应，用见大人，勿有忧恤。征，行也。南征吉，谓六五离位也。

象曰：柔以时升，巽而顺，刚中而应，是以大亨。用见大人，勿恤，有庆也。南征吉，志行也。

萃以三坤而在兑下，此以三坤而在巽上，柔以时升也。

巽逊而坤顺，九二刚中而上应六五，是以大亨。用见大人，勿恤，此有庆也，即九二之有喜也。离位在南，居巽坤之中，南征吉。其志行也，即六五之得志也。

象曰：地中生木，升。君子以顺德，积小以高大。

巽木在坤地之下，地中生木也。木气上发，是之谓升。坤顺，巽以顺也。君子以此顺德进修，积小以成高大，所以法地风之升也。

初六：允升，大吉。

象曰：允升大吉，上合志也。

允，信也。坤为土，其德信。上卦坤土，三爻俱升。初六以乾下而得坤始，德同六四，其升允矣，是以大吉。允升大吉，上与六四合志也。

九二：孚，乃利用禴，无咎。

象曰：九二之孚，有喜也。

九二上应六五，刚柔相孚，乃利用禴，以致孝享。九二之孚，二五嘉会，为有喜也。乃利用禴，此用之见于大人者。《象传》所谓"用见大人，勿恤而有庆"者，即此爻也。

九三：升虚邑。

象曰：升虚邑，无所疑也。

坤为虚，为邑。九三巽末震始互震。虚与墟同，凡城之故者曰虚邑，上应上六，上六坤终，邑之高者，是升其虚也。初已允升，有信不疑，九三又交坤界，升其虚邑，更无所疑也。

六四：王用亨于岐山，吉，无咎。

象曰：王用亨于岐山，顺事也。

兑为说。坤为顺，为民。六四坤初而当兑末互兑，兆民说从，三分有二之象也。王用亨于岐山，登名岳而告成功，吉而无咎。兑位在西，王用亨于岐山，仅保西陲，顺守服事之节也，此亦用之见大人者。

六五：贞吉，升阶。

象曰：贞吉升阶，大得志也。

六五王位，顺守贞节，获兹吉祥，震足拾级，升此天阶三五为震。贞吉升阶，此为大得志也。六五离爻，《象传》所谓"南征吉，其志行"也，正指此爻。

上六：冥升，利于不息之贞。

象曰：冥升在上，消不富也。

坤为迷，冥象也。上六无可升矣，升而不止，是谓冥升，利于不息之贞，乃可免患。盖长极必消，长则富，消则穷，上位穷矣。冥升在上，前无可进，但见其消而不富。巽以初富，坤以上穷，时不同也。

第四十七卦　困

坎下兑上，泽水困。

困：亨，贞，大人吉，无咎，有言不信。

困卦，上兑下坎，刚在柔中，是困象也。而其兆则亨，所谓困极则通者。阳为大，二五刚中，大人也。时方处困，守贞不违，则大人吉，无咎。但兑三位穷，开口有言，人必不信耳。

彖曰：困，刚掩也。险以说，困而不失其所，亨，其唯君子乎。贞大人吉，以刚中也。有言不信，尚口乃穷也。

困卦，刚为柔掩也。坎险而以兑说，二五刚中，是困而不失其所也，故亨。此其惟君子乎，小人则失其所矣。贞大人吉，正以其刚中也。兑为口，兑三处已尽之位，有言不信，尚口乃穷也。

象曰：泽无水，困。君子以致命遂志。

坎，水也，而处兑泽之下，深在黄泉，是泽无水也。说万物者，莫说乎泽。泽无水，百族枯槁，如困涸辙，是谓之困。君子以此，致其命而遂其志。盖祸福穷通，莫不有命，命不可以力挽，故致之委而致之，听命由天；志不可以境移，故遂之也。

初六：臀困于株木，入于幽谷，三岁不觌。

象曰：入于幽谷，幽不明也。

困以刚掩，困在刚中，而实刚柔俱困也。坎为臀，为坚木。初六二偶中分，其象为臀。一刚在上，是谓坚心之株木木在土下为根，土上为株。株木，根之出土者。初在坎下，坎中之窞，幽谷也。凡人行则足前，坐则臀后。后有株木，根深在土，坐时不知，为其所伤。颠仆沦陷，入于幽谷之中，是困于株木，以及此也。离为目，二四互离，本能视也，而身陷幽谷，自不能视。自初及三，方至离中，盖已三岁不觌矣_{初至}。_{三，其数三。}离明坎幽，入于幽谷，幽而不明也。

九二：困于酒食，朱绂①方来，利用亨祀，征凶，无咎。

象曰：困于酒食，中有庆也。

坎为酒。离色朱。坤为裳，下衣也。离得坤中，亦为下衣，而上当互巽，衣在巽股，是蔽膝之服而朱色者，故为朱绂。九二坎中，一阳内陷，困于酒食也。而互巽互离，俱在前位。朱绂方来，利用亨祀，以其为祭祀之衣也。当此坎陷，有征则凶，亦可无咎。盖困于酒食，虽伤醉饱，然而其中有庆也。朱绂将及，俟之而已_{绂，韦韠也。祭祀服之，}_{以蔽膝者。亨、享通。}

六三：困于石，据于蒺藜，入于其宫，不见其妻，凶。

象曰：据于蒺藜，乘刚也。入于其宫，不见其妻，不祥也。

坎为蒺藜，前承九四，困于石也；后乘九二，据于蒺藜也。坎为夫，为宫；离为妻，为目。三在离中，实居坎上。既入坎宫，则中女已成坎爻，别无所为。离女者，是不见其妻也。据于蒺藜，下乘二刚也。入于其宫，不见其妻，是不祥也_{义详《文言》}。

---

① 朱绂（fú）：古代礼服上的红色蔽膝。后多借指官服。

九四：来徐徐，困于金车，吝，有终。

象曰：来徐徐，志在下也。虽不当位，有与也。

兑为金，坎为车。九四兑之下刚，与初六相应。本欲来也，而在互巽之中，进退不果，其来徐徐。此以下遭坎险，困于金车，不能飞渡洪流，致此迟缓，吝矣。然爻在离终，坎离正配，有终之象。来徐徐者，志在下，合初六也。虽不当位，然而亦有应与也。

九五：劓刖，困于赤绂，乃徐有说，利用祭祀。

象曰：劓刖，志未得也。乃徐有说，以中直也。利用祭祀，受福也。

艮为鼻，震为足。九五兑中上临毁缺，四以一刚而艮鼻不成易四刚为柔，则三五成艮，是劓其鼻也。五以一刚而震足不就易五刚为柔，则四上成震，是刖其足也。而爻当巽末，下乘离朱，巽股而着朱衣，亦朱绂也。九五王位，以朱绂而化赤绂，是王者而困于赤绂之中也。诸侯朱绂，天子赤绂。幸而兑口在前，乃徐有说。地非上六，未至出言不信，利用祭祀，以脱大困。所谓政由宁氏，祭则寡人者，劓刖之为灾者，志未得也。乃徐有说，而见听者，以其中直也。利用祭祀，而脱困者，所以受福也。

上六：困于葛藟，于臲卼①，曰动悔，有悔，征吉。

象曰：困于葛藟，未当也。动悔有悔，吉行也。

初六在下，既困朱木；上六在上，则困葛藟。朱木生

---

① 臲卼（nièwù）：动摇不安貌。

于下，葛藟生于上也。上六位穷，困于葛藟，于以鞿鞿不安。此际有言不信，但可自商曰：轻动则悔矣。孰知及其有悔，乃以征吉。困于葛藟，其位未当也。动悔有悔，吉。困于行也，盖穷则变，变则通，非有悔不及此。故以征行而获吉，终未可困守穷途不变也。

第四十八卦　井

䷯ 巽下坎上，水风井。

井：改邑不改井，无丧无得，往来井井。汔至，亦未繘井①，羸其瓶，凶。

井卦，上坎下巽，与困反对。坤为邑，坤之中爻，移困位而升六四，是改邑也。而泽之无水，非无水也，水在泽下，是亦井也，未掘之耳。今则水上井成，是即泽下之水，以法出之，实不改井也六三升四而成巽坎，邑则改矣。而坎巽即兑坎之反，未改井也。井困一耳，正之则兑坎成困，反之则坎巽成井，卦爻如故，无丧无得。困为井往，井为困来，往来皆井，是井而又井也。若汔至水面，而亦未繘井，徒羸其瓶，则凶汔，几也；繘，绠也。未繘井，绠未入水也。

象曰：巽乎水而上水，井。井养而不穷也。改邑不改井，乃以刚中也。汔至亦未繘井，未有功也。羸其瓶，是以凶也。

———

① 繘（jú）井：用绳汲取井水。

巽，入也。入乎水而上水，曰井。井养万人而不穷也。困之兑坎，刚中也。井之坎巽，亦刚中也。改邑不改井，乃以其刚中也。刚中为坎，坎水困井，皆有刚中之坎水，故不改井。汔至而亦未繘井，未有功也。且又系缧其瓶，则莫能取水，是以凶也。

象曰：木上有水，井。君子以劳民劝相。

坎水在巽木之上，木上有水也。凿井及泉，必以坚木为基，后用甃甓①，乃不塌陷。木上有水，此谓之井。井有养人之泽，君子以此劳民于农事，申命而劝相之，所以庶养人之道也。凿井而饮，耕田而食，则养道全矣旧注谓"以木取水"，此则取水用瓶，非用木器也。而亦未见古用木器取水，且取水之器，亦未尝恒在井下。又谓桔槔、辘轳之类，则在井上，是水上有木，非木上有井也。

初六：井泥不食，旧井无禽。
象曰：井泥不食，下也。旧井无禽，时舍也。

初六，坤之下爻。坤为土，但有井下泥土，而无水泉，不可食也，是谓旧井即窅②井之无水者，废井也。井上积水，禽所饮也，此无禽矣。井泥不食，以其下也下则为泥。旧井无禽，时所舍也。

九二：井谷射鲋，瓮必漏。

---

① 甃甓（zhòupì）：井壁。
② 窅（yuān）：枯竭。

象曰：井谷射鲋，无与也。

巽为鱼鲋，大鱼也《庄子》："周视辙中，有鲋鱼焉。曰：我东海之波臣也"。九五坎中，井冽寒泉。二与五应，两刚不变。井坏为谷，有鲋可射。水则大矣，而井未修也。又当下缺汲甕，复伤敝漏，则井养不穷者，至此穷矣。井谷射鲋，以其孤而无与也无应。

九三：井渫不食，为我心恻，可用汲，王明，并受其福。

象曰：井渫不食，行恻也。求王明，受福也。

九三巽终，泥土隔远，坎水在上，井洁可食矣。而以为井渫不食渫，污也，为此使我心恻，是可用汲。九五王位，下临离明。王明用汲，则井养不穷，并受其福。井渫不食，行可恻也。求王之明，以受福也。

六四：井甃，无咎。

象曰：井甃无咎，修井也。

甃，音绉。六四坎初，一窨在中，两刚砌外，井已甃矣，无咎之象。井甃无咎，修其井也。此亦旧井也，旧则无禽，坏则射鲋，惟甃而修之，则无咎矣。

九五：井冽，寒泉食。

象曰：寒泉之食，中正也。

乾为寒，九五坎中，得乾爻而成寒水，出于坤土之内乾爻在二偶中，源源而上，是之清冽而有寒泉者，可食也。寒泉之食，以其中正也。冽，寒也，清也。

上六：井收勿幕，有孚，元吉。

象曰：元吉在上，大成也。

上六二偶中开，井之口也。井口已收，大功已成，其勿幕之使，并受其福。而寒泉在中，有孚及人坎中为孚，兆民赖之，元吉之象。元吉在上在上六，井功大成也。

第四十九卦　革

离下兑上，泽火革。

革：己日乃孚，元亨，利贞，悔亡。

革卦，上兑下离，泽火殊性，两相变革，至于己日乃孚。己，土也。己土生于离火，兑金生于己土。土德曰信，四象皆土德所化。金火之革，遇土则孚也。盖革者，更也。更即庚也。己在庚先，先有己土之孚，而后有庚金之更也。此具元亨利贞之象，是以悔亡。

象曰：革，水火相息，二女同居，其志不相得，曰革。己日乃孚；革而信之。文明以说，大亨以正，革而当，其悔乃亡。天地革而四时成，汤武革命，顺乎天而应乎人，革之时义大矣哉！

兑为泽，离为火。以泽水而灭火，以离火而克金，彼此交胜，水火相息也息，同熄，灭也。兑为少女，离为中女，二女同居，非其终身之托，其志实不相得也。如此曰革，言其两相变革也。己日乃孚，革主此际而始信之，是革之时也。离火文明，而又以兑说，大亨以正以正而亨，是革而当也，故其悔乃亡。天地变改而四时成，汤武革命，顺乎天而应乎人，革之时义大矣哉。

象曰：泽中有火，革。君子以治历明时。

离火在兑金之下，泽中有火也。泽火相遇，彼此交胜，各以相克而变，是谓之革。君子以此治历明时，所以顺四序革变之数也。

初九：巩用黄牛之革。

象曰：巩用黄牛，不可以有为也。

《杂卦传》："革，去故也。"革以去故为义，理当应时变革。离为牛，得坤中爻，其色黄。初九离之下刚，非但不革，而且巩之，用黄牛之革巩，固也。又，以韦束物曰巩。巩用黄牛，坚固如此，何可革变？是革道未至之时，不可以有为也。

六二：己日乃革之，征吉，无咎。

象曰：己日革之，行有嘉也。

六二离中，本是坤爻，亦为己日。坤为阴土，己亦阴土。土胎火中，道家所谓"离中己土"也。己在庚先先己后庚，革居孚后先孚后革，己日乃孚，是以革之，是即己日乃革之也。人心不孚，汤武不能革命，故先孚而后革。值此更革之期，征吉无咎。己日革之，上应九五，行有嘉会也。征，行也。

九三：征凶，贞厉，革言三就，有孚。

象曰：革言三就，又何之矣。

九三，离之上刚，而当互乾之下。在离则为多凶三多凶，在乾则为潜龙，有征则凶，守贞则厉。乾为言，位处离三，变革之言，已经三就就，成也，而终于不行，位不当也。然下乘离中而应六五，则有孚信离中为孚。革言三就，而究不能革，攸往不利，又何之矣。

九四：悔亡，有孚，改命吉。

象曰：改命之吉，信志也。

九四，兑之初刚，本以惧多之地，而居互乾之中，遂至悔亡。乾中坎爻，是有孚信坎中为孚，又处互巽之终，则以变革之时改其巽命，吉矣。改命之吉，自信其志也坎为志。

九五：大人虎变，未占有孚。

象曰：大人虎变，其文炳也。

兑为虎，九五兑中，下应六二离阴，离为文明，以兑虎而具文明之象。尊位九五，是大人之虎变者。大人革面，四海说从兑说，此不待占筮，已可有孚。大人虎变，国步更始，一切车书礼乐，服物采章之仪，无不维新。其文炳也，时当未革，则以牛革去毛而不革；时当已革，则以虎皮增文而已变，所谓革之时也。履以兑为虎。

上六：君子豹变，小人革面，征凶，居贞吉。

象曰：君子豹变，其文蔚也。小人革面，顺以从君也。

阳大阴小，阳爻称虎，阴爻称豹，虎大而豹小也。上六兑终，而下应九三，以佐命动劳，分茅裖土，开国承家，亦从王之君子也。君子豹变，小人承风，革其旧面，心悦诚服矣兑说。但以前路既穷，有征则凶。业已位极人臣，居贞则吉。君子豹变，亦有冠裳车服之华，其文蔚也蔚，文象。虎文疏朗曰炳，豹文密理曰蔚。小人革面，顺服雅化以从君也。

第五十卦　鼎

䷱ 巽下离上，火风鼎。

鼎：元吉，亨。

鼎卦，上离下巽，二五感应，其象元亨。

彖曰：鼎，象也。以木巽火，亨饪也。圣人亨以享上帝，而大亨以养圣贤。巽而耳目聪明，柔进而上行，得中而应乎刚，是以元亨。

鼎以卦形取象，初六二偶为足，二三四，三奇为腹；六五，二偶为耳；上九，一奇为铉。此鼎象也。以巽木而入离火巽入，烹饪之事也。圣人制鼎，原以享帝晏宾。烹饪以享上帝，但用牲特，礼以简贵也。而大烹以养圣贤，饔飧牢礼，品物咸备，情以繁浃也。坎为耳，离为目，六五离目也。而三阳在二阴之中，有坎象焉，是坎耳也。革反成鼎，兑化为巽，而坎耳离目，备其聪明。六二之柔进而上行，位得中五而应乎二刚，是以元亨。亨饪，大亨。“亨以”之“亨”，音烹。

象曰：木上有火，鼎。君子以正位凝命。

离火在巽木之上，木上有火也。以木巽火入火，烹饪牲牢，是之谓鼎。鼎者，帝王受命之符。成王定鼎，卜世三十，卜年七百，天所命也。《左传》："故曰鼎命"《宋书》："桓玄篡位，鼎命已移"。鼎器不正，则折足覆餗。而鼎实不凝，君子以此正其位而凝其命，所以永承天祚也。

初六：鼎颠趾，利出否。得妾以其子，无咎。

象曰：鼎颠趾，未悖也。利出否，以从贵也。

《杂卦传》："鼎取新也。"鼎以出故纳新为用。初六巽柔，二偶在下，鼎之趾也。鼎颠其趾，利出其否否，污也。凡祭之前，一夕溉鼎，倒趾而倾秽积，以致洁也。去其故者，所以取新也。巽为妻，兑为妾。颠倒巽柔，在两刚之上，巽化为兑，是妻失而得妾也。夫主器者莫若子，所以得妾者，以其子也，是以无咎。出否得妾，皆去故取新之事。故鼎之颠趾，未为悖也，利于出否以从贵也故者贱，新者贵。

九二：鼎有实，我仇有疾，不我能即，吉。

象曰：鼎有实，慎所之也。我仇有疾，终无尤也。

阳道实，九二处互乾之下，上连二刚，鼎有实也。仇，四也。二五正应我之好仇。前隔二刚，而成兑缺互兑，未得会和，是我仇有疾，不我能即也。然而终吉，盖鼎而有实，则前有正应六五，慎所之也。我仇有疾，而二美必合，终无尤也。

九三：鼎耳革，其行塞，雉膏不食，方雨亏悔，终吉。

象曰：鼎耳革，失其义也。

鼎立以足，而行则以耳。移鼎者，移其耳也《仪礼》："扃鼎将食，则以铉贯耳，移鼎于前也。"六五二偶为耳，九三在互兑之下，以毁折革其两耳，鼎耳革，则其行塞矣。离为雉，兑为口，前隔一刚，未及兑口，雉膏在鼎，不得食也。坎为雨，三在坎中，方欲雨也。而又遇兑缺，则两亏矣。水火调则鼎实美，耳革行阻，雉膏不食，火炎水燥，未免有悔。然而终吉，盖鼎实犹在，铼未覆进，三居巽终，是以终吉。鼎行以耳，取义在此。鼎耳既革，失其义也。

九四：鼎折足，覆公铼，其形渥，凶。

象曰：覆公铼，信如何也。

初六，鼎足也。九四下应初六，而位居兑中，毁折其足。兑四以三公之位，四为诸侯上公，调和鼎鼐。鼎足既折，则鼎实倾，公覆铼矣。金鼎霑濡，其形渥然，是凶象也。力小任重，果覆公铼，有识皆知，信如何也。

六五：鼎黄耳，金铉，利贞。

象曰：鼎黄耳，中以为实也。

六五离中，二偶在上，鼎之耳也。离得坤中，而化黄色，是为黄耳。铉，所以入耳举鼎者。上九鼎铉也，而入于耳中，以兑金而化金铉，鼎功已备，利在守贞。盖于下足上，三刚中满，是谓鼎实。鼎之黄耳，中以为实也。耳正则有实，耳偏则覆铼，不得不贞也。

上九：鼎玉铉，大吉，无不利。

象曰：玉铉在上，刚柔节也。

乾为玉，上九鼎铉也。鼎铉用金，而爻属乾三，则化玉铉金铉而饰以玉者。玉铉入耳，鼎德既全，享帝燕宾，于是乎在，大吉之象，无不利也。上九多以过刚不吉，此之玉铉在上而大吉者，以其刚柔相接也上刚五柔。

第五十一卦　震

震下震上，震为雷。

震，亨。震惊百里，不丧匕鬯。

鬯，古"畅"字。震亨，震为雷，为长子，迅雷震惊，可及百里之远，而长子主祭，开之不丧匕鬯，是可开国承家，以为祭主者。坎为豕，为酒，为棘互坎。匕，匙也，以棘为之。将荐之时，挠鼎中牲体，升出俎上，鬯以秬黍酿酒，合郁金香草以灌地，降神者也。

象曰：震，亨。震惊百里，惊远而惧迩也。不丧匕鬯，出可以守宗庙社稷，以为祭主也。

震亨，震惊百里，惊远而惧迩也。震为长子，职主祭器。鼎，祭器也。《序卦传》："主器者莫若长子，故受之以震。"震雷之威，远迩惊惧，则失箸坠杯，亦为恒事。而震以长子持匕奉鬯，闻之晏然，不至丧失。夫震为诸侯，则以长子分封，出列外藩，信可以守宗庙社稷，以为祭主也《白虎通》："震雷百里，诸侯之象。"旧本缺"不丧匕鬯"四字，依王昭素、吴澄本补之。

象曰：洊雷至。君子以恐惧修省。

二震相重，是为洊雷。洊，再也。洊雷至，闻者恐惧。君子以此恐惧修省，观象而心惕也。

初九：震来虩虩，后笑言哑哑，吉。

象曰：震来虩虩，恐致福也。笑言哑哑，后有则也。

虩，音隙。初九一阳，动于二阴之始，雷起地下，是震来也。震为笑，为言。震象之初，未免虩虩恐惧虩虩，恐惧之貌，既而笑言哑哑，恐惧已平，是吉象也。震来虩虩，以恐致福也。笑言哑哑，后有天则也。复卦，《象传》："复其见天地之心乎。"震之初九，即复之初九。阳复于初，乃有天则也此段彖辞、《象传》，旧本重出于彖辞、《象传》中，今依吴澄本删之。又"笑言哑哑"上有"后"字，而《象传》重出者无之，此因后有"则也"句，吴衍，亦去之。

六二：震来厉，亿丧贝，跻于九陵，勿逐，七日得。

象曰：震来厉，乘刚也。

贝，介属。离为蚌，龟贝也。六二下乘震刚，震来危厉，如亿之多十万日亿，言其数之多也。二为坤中，本是离爻，而上缺一刚，离象不成，是以丧贝。二四互艮，艮为山陵，而以阳九居之，则为九陵跻，升也。逐之不获，不知是勿逐也，七日自得。盖自二而三四五上初，又至于二，正七日也。震来危厉，以其下乘刚爻也。

六三：震苏苏，震行无眚。

象曰：震苏苏，位不当也。

六三震终，而苏苏战惧。震为行，坎多眚，三居震末，动欲止矣。而下乘震初，则又行也。震行则无灾眚。震未有不行者，而前承九四，既互艮止，又互坎陷，其行为难，故以震行勖之。震苏苏，三处多凶，位不当也。

九四：震遂泥。

象曰：震遂泥，未光也。

九四一阳陷于四阴之中，虽以震动之爻，而实居坎险之位。以坤得坎，水土成泥，是震之遂入泥淖互坎艮。离火光明，坎者，离之反也。震遂泥，时未光也。

六五：震往来，厉，亿无丧有事。

象曰：震往来厉，危行也。其事在中，大无丧也。

自下震而上，曰往；自上而下，曰来。六五得中而无应，下乘刚爻，往来皆厉，如亿之多，然而得位居尊，无所丧也。而尚可有事，震为行，震往来厉，是为危行也。其事在中位，故大无丧也毛奇龄曰："事即祭祀之事，国之大事在祀。"见《虞氏易》："若恐惧修省之事，则夫子之大象，爻辞也。"此意。

上六：震索索，视矍矍，征凶。震不于其躬，于其邻，无咎。婚媾有言。

象曰：震索索，中未得也。虽凶无咎，畏邻戒也。

上六震来索索，畏惧不安。索索，畏惧之意。视则矍矍，惊疑不定。矍矍，惊顾之意。位穷莫往，有征则凶。是非乘刚，何以至此？盖五者，上之邻也，其邻往来震厉。此之震也，不于其躬，于其邻也，无咎。震为言，但恐婚媾失位，未免有言耳。盖四无应爻，下与初应，而阻于艮

坎，遇险而止，故有怨责之言。震索索，中道未得也，虽
凶无咎，畏邻患而自戒也。戒，戒备也。

第五十二卦　艮

艮下艮上，艮为山。

艮，艮其背，不获其身，行其庭，不见其人，无咎。

艮为人，为背。身在背前，艮其背而求其身，则不获
其身。震为行，坎为宫互震坎。艮为门庭，在门内即坎宫
也。行其庭而求人，则不见其人，止而无应，故象如是。
然不以妄动致灾，是以无咎。

象曰：艮，止也。时止则止，时行则行。动静不失其
时，其道光明。艮其止，止其所也。上下敌应，不相与也。
是以不获其身，行其庭不见其人，无咎也。

艮，止也。阳自下升，在下则动，在上则止。前行
已尽，是以止也。艮震反对，时止则止，时行则行。反
为震也，行则动，止则静。动静不失其时，故其道光
明。艮其背，止其所而不失也。上下敌应，不相与也俱
刚俱柔，应位相敌，而不相与。有与则有背，必有身。有己则
必有人，无与，是以不获其身。行其庭，不见其人而无
咎也。盖以孤立无援，而能见可而止，静不失时，是以
无咎。

象曰：兼山，艮。君子以思不出其位。

兼山为艮，夏易首艮，名曰连山，即兼山也。山以静止，君子以此，所思不出其位，随处知止，不为非分之想也。

初六，艮其趾，无咎，利永贞。

象曰：艮其趾，未失正也。

艮为指，初六其趾也趾，足指，是艮其趾。艮见于趾，犹可无咎，然艮止之义，已兆其端。利在永贞，盖方艮其趾，未为失正也。贞者，正也。既未失正，故利永贞。艮为人，六爻皆以人身取象，与咸卦同义夏正建寅为人正，故首艮，重人道也。

六二：艮其腓，不拯其随，其心不快。

象曰：不拯其随，未退听也。

腓，腨也，即足肚。六二艮其腓矣，二与九三相随也。九三虽止于前，在互震之位，犹有行意，而不拯其随不拯其相随之人，谓六二，故其心不快。二有望拯之意，而九三不拯其随，未退听也。坎为心病，为耳痛，二心不快，而三耳未听者，下临互坎也。

九三：艮其限，列其夤，厉薰心。

象曰：艮其限，危薰心也。

九三以艮止之爻，而当互坎之位，遇险而止，虽有互震，不能行也，是艮之限也。艮为背夤，郑玄作"膑"。背肉也，艮其限，则限在背矣。背心相连，互震之阳，限而不行，以致裂其膑肉"列"，孟喜本作"裂"。互震故有裂象，危厉薰心。薰，薰炙之义。《汉书·马廖传》"声薰天地"是也。

坎为肾，离为心，艮其限则以坎水而克离火，必致危厉薰心也。

六四：艮其身，无咎。

象曰：艮其身，止诸躬也。

四居上下之中，非首非足，乃其身也。以多惧之地，见机而止，奉身以退，是艮其身也，无咎之象。身即躬也，艮其身，止诸躬也。

六五：艮其辅，言有序，悔亡。

象曰：艮其辅，以中正也。

六五尊位，辅颊之所，则艮其辅。震为言，爻当震末，未免有言。但言有伦序，不伤躁动，是可悔亡。艮其辅而无悔者，以其中正也。

上九：敦艮，吉。

象曰：敦艮之吉，以厚终也。

敦，厚也。《尔雅》："丘再成曰敦。"再成者，重阜也。阜重则厚，故谓之敦。上九阳在兼山之上，重山复岭，是谓敦艮，吉矣。艮者，万物所以成终，而上又处兼山之终，敦艮之吉，以厚终也。

卷六

第五十三卦　渐

☶ 艮下巽上，风山渐。

渐，女归吉，利贞。

渐卦，上巽下艮。巽为长女，艮为少男，以长女于归，进而得位，故吉。《杂卦传》："渐女归，待男行也。"待男而行，故利守贞，此其所以为渐也。

彖曰：渐进也，女归吉。进得位，往有功也。进以正，可以正邦也。其位，刚得中也。止而巽，动不穷也。

《序卦传》："渐者，进也。"渐与归妹反对，兑震为归妹，艮巽为渐，归妹三阳，至此全升。兑以少女而化长女，震以长男而化少男，故曰渐进也。女归吉，九二升为九五，进而得位，往有功也。贞者，正也，进以正，则女子于归，亦可以正邦也。其位维何，九五之刚得中也。艮止而巽巽，逊也，虽与震动相反，而动实不穷也，动无败事。

象曰：山上有木，渐。君子以居德善俗。

巽木在艮山之上，山上有木也。山上有木，较之平原生长颇迟，其长以渐，故谓之渐。君子以此居于德而善其俗，整躬率物，熏陶而渐染之，不求速也。

初六：鸿渐于干，小子厉，有言，无咎。

象曰：小子之厉，义无咎也。

离为鸟，坎为水。中爻互离，鸿也。互坎，河也。初六鸿渐，未及水也，于河之干_干，_{水滨也}。阳为丈夫，阴为小子_{义见随卦}。艮为言，以艮之下爻，未能遽进_{艮止}，其在小子，未免危厉有言_{危惧之言}，然可无咎。小子之厉，尚隔坎险，以恐致福，义无咎也。

六二：鸿渐于磐，饮食衎衎，吉。
象曰：饮食衎衎，不素饱也。

艮为山，为石。六二鸿渐，未及山陵，则于磐石之上，饮食衎衎，吉矣。饮食衎衎，志在九五，不素饱也_素，_{白也}，_{虚也}。志有所在，非徒饱食而已。二渐磐上，已近山陵，较之诸爻，独为得地，但时犹未至，故饮食晏乐，安以待之。衎衎，自得之义。

九三：鸿渐于陆，夫征不复。妇孕不育，凶，利御寇。
象曰：夫征不复，离群丑也。妇孕不育，失其道也。利用御寇，顺相保也。

高原曰陆，九三鸿渐艮山之巅，亦陆之高者。乾以九四降三，互坎为夫，遇艮而止，是夫征不复也。坤以六三升四，互离为妇，遇巽而入，是妇孕而不育也，凶矣。上下相借，坎离皆不成，四非婚媾，乃寇盗也。坎为寇，此则不利为寇，利用弓马以御寇耳。坎为弓马，夫征不复，上别二阳，离群丑也_丑，_{类也}。妇孕不育，以女失男，失其道也_{先迷失道}。利用御寇，令其巽顺，以相保也_{位四归巽}。

六四：鸿渐于木，或得其桷，无咎。

象曰：或得其桷，顺以巽也。

坎为宫，六四以巽木而居坎宫，是桷也桷，椽也。六四地连九五，承恩意外，志渐于木，而或得其桷，身荫大厦，亲近天威，何咎之有？巽，顺也。或得其桷，位居巽柔，上承九五，顺以巽也。

九五：鸿渐于陵，妇三岁不孕，终莫之胜，吉。

象曰：终莫之胜吉，得所愿也。

巽为长，为高陵也。九五巽中，鸿渐于陵，三五正应。二其妇也，而阻于坎险，止而不进。二四三爻，是为三岁。二五之中，三得半坎，四得半离，皆不成孕。而有应必合，坎险之阻，终莫之胜，吉矣。终莫之胜，吉，二五嘉会，得所愿也。

上九：鸿渐于陆，其羽可用为仪，吉。

象曰：其羽可用为仪吉。不可乱也。

三上两刚不应，而实为同气。九三既渐于陆，故上九亦渐于陆。鸿飞于天，其序不紊。今渐于陆，或遗其羽。其羽可用为仪吉，旌旄、旗饰之类皆饰毛羽，其羽可用为仪。吉仪以羽别，不可乱也。

第五十四卦　归妹

兑下震上，雷泽归妹。

归妹，征凶，无攸利。

归妹上震下兑，以震兄归其兑妹，此父亡女幼，兄主其礼者。征凶，谓六三也。无攸利，谓上六也。

象曰：归妹，天地之大义也。天地不交而万物不兴，归妹，人之终始也。说以动，所归妹也。征凶，位不当也。无攸利，柔乘刚也。

夫妇，人伦之首。归妹，天地之大义也。乾天坤地，万物之父母，天地不交，而万物不兴。乾以九四交坤，化长男而为兄。坤以六三交乾，化少女而为妹。《杂卦传》："归妹，女之终也。"妹以女终而归始，归妹人之终始也。兑说而以震动，父亡从兄，以其所归者妹也，卦与渐反，征凶。九五降为九二，兑之三位不当也。无攸利，阳降阴升，柔乘刚也。

象曰：泽上有雷，归妹。君子以永终知敝。

震雷在兑泽之上，泽上有雷也，雷薄泽上。秋金司令，阳气收敛，将有归藏之意。震雷为兄，兑泽为妹，是谓归妹。归妹，女之终也。君子以此，于永终之始，而知异日之敝，欲善其终，必善其始也。

初九：归妹以娣，跛能履，征吉。

象曰：归妹以娣，以恒也。跛能履吉，相承也。

兑为妾，初九居兑之下，地卑位贱，非妹也，是其娣滕妾耳。震为足，足能履也。今益一刚而成毁折兑为毁折，震足不成，则已跛矣。而跛亦能履，前征则吉。诸侯嫁女，

周易悬象

娣姪皆从，此为恒事。归妹以娣，以其恒也。娣从妹行，以妾承嫡。跛能履吉，位相承也，初承九二。

九二：眇能视，利幽人之贞。

象曰：利幽人之贞，未变常也。

离为目，目能视。九二前临兑缺，离目不完连三隔四，则已眇矣。而眇亦能视，然究非离照光明之象。利于幽人之贞，兑为常，幽闲贞静，娣道之常。利幽人之贞，未变常也，初九之恒，亦常义也。

六三：归妹以须，反归以娣。

象曰：归妹以须，未当也。

六三兑柔妹也，而地非中正，则其须也须，媵妾也。熊过曰："《天官书》：须女四星。则贱妾之称也。"三上两柔不交，前无应与，莫可进征，反归于家，亦其娣辈耳。归妹以须，位未当也。

九四：归妹愆期，迟归有时。

象曰：愆期之志，有待而行也。

九四位当坎险，有归妹愆期之象。然究以震动之爻，不终陷也。不过迟归，自有时耳。坎为志，愆期之志，有待而行也。

六五：帝乙归妹，其君之袂，不如其娣之袂良，月几望，吉。

象曰：帝乙归妹，不如其娣之袂良也，其位在中，以贵行也。

六五，柔得尊位，女之贵者下应九二，有帝乙归妹之象帝乙，殷纣之父。帝妹下嫁，正位宫中，是曰小君。乾为衣，坤为裳，君处坤爻，娣在乾位，是其君之袂，不如其娣之袂良。袂，衣袖也。然以黄裳居尊，何在衣袂之间？离日坎月，东西相望震东兑西，是谓之望。坎月几望，离日亦合互坎互离，象如合璧，男女嘉会，吉矣。帝乙归妹，虽不如其娣之袂良也，但因其位在中，以贵行也。

上六：女承筐无实，士刲羊无血，无攸利。

象曰：上六无实，承虚筐也。

阳道实，阴道虚。兑为羊，坎为血。婚姻之礼，女有承筐之仪，男有刲羊之敬。上六与三，两柔不交，女欲承筐，而无实也。士欲刲羊，而无血也。地远位穷，其象如是。归妹之不成者，无所利也。震为仰盂，其形筐也。上六无实，但承虚筐也。《礼》：妇见舅姑，以特豚之鼎，枣栗修脯之筐，拜舅姑于堂，而妇礼成焉。承筐刲羊，旧作祭祀解。《左传》："晋献公筮嫁伯姬于秦，而遇此爻曰：士刲羊，无血也。"女承筐亦无贶。贶，赠也。此乃婚姻往来之仪，非祭祀也。

第五十五卦　丰

离下震上，雷火丰。

丰：亨，王假之，勿忧，宜日中。

丰卦，上震下离，其象亨通。离明震动，王者假之，以成丰大。坎忧离乐，中爻三四在两阴之内，是有坎象。既有离乐，则勿用坎忧。兑为夕，震为朝，离居震下，日未朝也，去中尚远，是宜日中。俟至六五之位，离照当中，则丰之极矣。

象曰：丰，大也。明以动，故丰。王假之，尚大也。勿忧，宜日中，宜照天下也。日中则昃，月盈则食，天地盈虚，与时消息，而况人于人乎？况于鬼神乎？

丰，大也。离明而以震动，明升中位，故丰。王者假之，用其明离，以为震动，所以尚大也以大为尚。坎为忧，离与坎反，庆誉在后六五，是当勿忧。离为日，宜日中，宜升六五以照天下也。日中为丰，但有丰必有俭，日中则昃，月盈则食上六，盈虚之常也。天地盈虚，与时消息，而况与鬼神，禀此天地之气化者乎。

象曰：雷电皆至，丰。君子宜以折狱致行。

震雷与离电相合，雷电皆至也。丰，大也。以离之大明，而有震之大动，升天中而照四表，是谓之丰。君子以此发离明而折狱，象震威而致刑，情真罪当，众说人归，君子之业，所以丰也。

初九：遇其配主，虽旬无咎，往有尚。
象曰：虽旬无咎，过旬灾也。
离明升于六五中则丰，初二三四离日不中，皆未丰者，而初更相远。震为主《虞氏注》："易离"，初九①、震四同居卦下，两刚相敌，是为配主。初与四遇，离震相合，乃成其丰。离为日，十日为旬，虽满一旬，亦自无咎。往当有尚，可相会也。虽旬无咎，盛未衰也。过旬之后，盛极见衰，则为灾也。一卦三爻，应一月三十日，一爻一旬。过月之旬，月盈则食，犹之过日之半。日中则昃，一月犹一日也。

六二：丰其蔀，日中见斗，往得疑疾，有孚发若，吉。
象曰：有孚发若，信以发志也。

蔀，草名。《广雅》谓之葥蔀。巽为茅草，葥蔀之类。六二离中，即日中也。是丰当在日，而爻居互巽之柔，但见蔀草，则丰其蔀耳。盖震为仰盂，有斗象焉。震在离上，仰而视之离目，日中见斗，是非日中，实日升而未曙也。坎为疑，为疾，二五具互坎之象。疑，疾也。丰大原宜日中，若未曙而往，丰草迷经，星斗在天，涉历大泽之中，兑必得疑疾。以离日方升，地远五六，故象如是。若有孚发，则吉。有孚发若，虽未至得中，而位以发其志也离中为孚。

九三：丰其沛，日中见沫，折其右肱，无咎。
象曰：丰其沛，不可大事也。折其右股，终不可用也。

沛，泽也。崔骃达旨，虹蚋之趋，大沛是也。兑为泽，离为日，坎为夜，巽为股。九三离终，而居互兑之始，大泽在前，丰其沛也。又值互坎，日中而见昏昧沫、昧通，是

---

① 九：此字原脱，据文义补。

非日中，实日升而未晓也。此而往焉，巨泽迷漫，云障天昏。入于坎险而遭兑折，折其右股兑位西，右股也，虽得无咎，伤亦多矣。丰其沛，巨泽阻隔，不可大事也。折其右股，支体残伤，终不可用也。

九四：丰其蔀，日中见斗，遇其夷主，吉。

象曰：丰其蔀，位不当也。日中见斗，幽不明也。遇其夷主，吉，行也。

九四震初，草木蕃鲜，亦丰其蔀也。又于日中而见星斗，此非日中，亦日升而未明也。四者，初之配主；初者，四之夷主。言其两刚相敌，与之等夷也。若遇其夷主，以震动而得离初，明升在近，则吉矣初与二连。丰其蔀，多惧之地，位不当也。日中见斗，离光未达，幽不明也。遇其夷主，吉。初来二升，离光照临，明则行也。

六五：来章，有庆誉，吉。

象曰：六五之吉，有庆也。

雷电合则章，时当六五，雷开天见，离明来矣，黯然自章。象辞所谓"宜日中"者，于六五之位，离明升焉。日午天中，光华未昃，是真所谓日中也。丰莫丰于此际，保有庆誉，吉矣。六五之吉，时丰而有庆也。六二之有孚发若而吉者，发于此也。初九遇其配主而无咎，九四遇其夷主而有吉，皆以此爻。盖卦自下画，先画为主，后画为客。初与四居二卦之下，离震之主也。非二爻相遇，二在离中，仅得发志。五在震中，何日来章哉。两主相遇，离日自升，一至六五，则来章庆誉，吉不可言。非但信以发志，永失弗缓而已也。

上六：丰其屋，蔀其家。窥其户，阒其无人，三岁不觌，凶。

象曰：丰其屋，天际翔也。窥其户，阒其无人，自藏也。

上六以高位而处丰终，丰其屋矣。所谓富润屋者，而崔苇苍筤，草木藩鲜，实蔀其家，是亦故宫禾黍之时也。坤为户，乾为人，震为夫，巽为妻，兑为妾，坎为儿，离为女，皆其人也。乃乾得上缺，人象不具六五兑缺。而上以坤爻处于震末，动极欲静，坤户将合。窥其户隙之中，阒其无人，以离日之明，而隔震三之位，天三生震木，三岁不觌一人，凶矣。丰其屋者，处盛满之时，扬扬自得，天际翔也。窥其户阒，其无人者，势衰道穷，自避藏也。盛极必衰，物极必反。上以震动之终，后归于静，丰化而为俭，在此时矣。《象传》所谓"日中则昃，月盈则食"者。扬子云解嘲："炎炎者灭，隆隆者绝。"炎炎如离，隆隆如震，终至灭绝。观雷观火，为盈为实，天收其声雷收，地藏其热火藏，离明之家，鬼瞰其室，正谓此爻也。

第五十六卦　旅

☶ 艮下离上，火山旅。

旅：小亨，旅贞吉。

旅卦，上离下艮，离柔得中，艮止在下，其兆小亨。

旅贞吉，二五之爻是也。

彖曰：旅，小亨，柔得中乎外而顺乎刚，止而丽乎明，是以小亨，旅贞吉也。旅之时义大矣哉！

旅与丰反，震离为丰，离艮为旅。旅之小亨，以离升于上，是为外卦。离得中乎外，而顺乎两刚之中。震降于下，反而为艮。艮止在内，而丽乎离明，是以小亨，旅贞吉也。旅之时义大矣哉。离动于下则曰丰，积小以高大也。离止于上则曰旅穷，大而失居也。

象曰：山上有火，旅。君子以明慎用刑而不留狱。

离火在艮山之上，山上有火也。山居其所，而不可动；火动于上，而失其居；譬之于人，失地远客。是谓之旅。君子以此明审用刑，而不留其狱。明以象离，慎以法艮，哀旅人之穷，而狱尤离中之困苦者；何宜淹留也。

初六：旅琐琐，斯其所取灾。

象曰：旅琐琐，志穷灾也。

艮为言。初六艮止之始，旅寓空乏，不能前征，止于下客之位，而主人摧辱，琐琐有言。数蹇时屯，斯其所自取之灾，于人何尤？旅琐琐，以志穷而致灾也旧注以"琐琐"为"旅人琐屑"，则"斯其所取灾"句无来历矣。

六二：旅即次，怀其资，得童仆，贞。

象曰：得童仆贞，终无尤也。

艮为门阙，为童仆。巽为利市三倍。六二羁客而入艮庐，得以即次而安。即，就也。次，舍也。《左传》："再宿曰信，三宿曰次。"位当互巽之柔，以三倍之利，怀其重资，得其童仆，其道可贞。得童仆而守贞，终无过尤也。彖辞所谓"旅贞吉"者，即此爻也。

九三：旅焚其次，丧其童仆，贞，厉。

象曰：旅焚其次，亦已伤矣。以旅与下，其义丧也。

九三艮终，居兑始而连离初，旅寓道途，以离火分其次舍。兑缺丧其童仆，客路困穷，守贞愈厉，旅焚①其次，亦已可伤矣。以旅之上兑而与下艮，兑毁艮成。其义丧也，义丧艮之童仆兑为毁折。

九四：旅于处，得其资斧，我心不快。

象曰：旅于处，未得位也。得其资斧，心未快也。

九四下履艮庐，旅中于此栖处，而当互巽之终，上离之始。既怀巽资，后得离斧《虞氏易》："离为斧"，食候资粮，足以充腹，干戚足以卫身，旅客之顺境也。但离为心，兑为说，方在离刚，未及兑柔，我心不快耳。坎为忧，三四在中有坎象，盖旅而于处，未得位也。身在艮庐之外，上又未及六五，虽得其资斧，心未快也。

六五：射雉，一矢亡，终以誉命。

象曰：终以誉命，上逮也。

离为雉，为矢。六五离中，以矢射雉。兑为缺，巽为

---

① 焚：原误作"奕"，据象辞改。

命，惜互兑缺，一矢遂亡。幸履巽顺，终以誉命。盖离为雉，巽为鸡，五在离中，二居巽下，二五正应，而两柔不交，孤立无援，故不见巽鸡，但有离雉，而离雉已翔，反亡一矢，非佳兆也。然巽为顺，二居巽柔，顺守臣节，终以兑口而出巽命，且加奖誉之辞。以天子蒙尘，羁旅道路，赖守土之臣，忠顺富饶，供御无缺，故有褒赏之命。终以誉命，自上逮下也逮及六二。

上九：鸟焚其巢，旅人先笑后号啕，丧牛于易，凶。

象曰：以旅在上，其义焚也。丧牛于易，终莫之闻也。

离为鸟，为火，为牛。上九离终，鸟栖科上，离于木为科上槁，以离火而焚其巢。上与三应，是即旅焚其次耳。旅人先笑而后号啕，其时然也。下乘兑说，故先笑。上焚旅次，故后号啕。九三焚次之后，又丧童仆，上九何能独免，又复丧牛于疆场之间，客况于此，凶矣。总以失位道穷，下乘兑缺，故有诸象。以旅在离中，有炎上之火，其义焚也。离为目，坎为耳，丧牛于场之时，现有离目，尚不能见，况无坎耳，其何能闻？是将终莫之闻也。九三以旅与下，其义丧也，而亦兼焚。上九以旅在上，其义丧也，而亦兼丧。远托异域，叠罹灾祸，以行路之难，而当涸辙之困，援孤亲寡，能无号啕。《杂卦传》："同人亲也。"人同金断，故先悲而后笑。旅寡亲也，亲寡连穷，故先乐而后哭。此今古人情之常，非独阮嗣宗一人而已。

第五十七卦　巽

☴ 巽下巽上，巽为风。

巽，小亨，利攸往，利见大人。

阳为大，阴为小。巽小亨，利有攸往，利见大人，以
柔顺乎刚也。二五为大人，大人之利，见于二五中正之位。
初与四巽之柔也，以柔承刚，即以小顺大，故亦利见二五
之大人。利见大人，故利有攸往。然究非大人之利，故曰
小亨。

彖曰：重巽以申命，刚巽乎中正而志行，柔皆顺乎刚，
是以小亨，利有攸往，利见大人。

巽为金申重也。两巽相合，是为重巽。以申命，坎为
志，二五皆刚，巽乎中正，而坎志以行。巽，入也，顺也。
两柔卑逊，甘居下位，顺乎二五之刚。二五刚中，是为大
人。初四柔巽，顺承大人，而无违心，是以小亨。利有攸
往，利见大人也。

象曰：随风，巽。君子以申命行事。

巽为风，两巽相重，是随风也相随而至。随风继至，草
偃波靡，逊而善入，是谓之巽。风流令行，王化之要，君
子于此，以申命行事，法重巽以申命，章程详著，而后以
事有成，化民善俗之良法也。

初六：进退，利武人之贞。

象曰：进退，志疑也。利武人之贞，志治也。

巽为进退不果，柔巽而多疑也，利于武人之贞，以刚治柔。盖前有二刚，一柔初进，常怀不胜之心，是以多疑。进退莫决者，其志疑也。利武人之贞，则志治也。疑者必乱，治而不乱，则疑去矣。履之六三，武人为于大君，志刚也，所以治其互巽之柔也。

九二：巽在床下，用史巫纷若，吉无咎。

象曰：纷若之吉，得中也。

巽木以二偶而承二刚，其象床也。二在床中，而巽之柔在床下。巽兑相反，正之为巽，则柔在下；反之为兑，则柔在上。兑为巫史者，巫之类也。二居互兑之始，下乘反兑之柔，有史巫之象。礼王者，前巫而后史。二与五应，五王位也。若用史巫记告，前后纷若<small>史以记言，巫以告语</small>，振其柔懦而以刚终，亦同九五，则吉而无咎。纷若之吉，以得中也。

九三：频巽，吝。

象曰：频巽之吝，志穷也。

九三巽终，此以下巽之终，而濒于上巽之始者<small>频、濒通，濒也</small>。三与上皆处终位，终则穷，其象多吝。坎志在二五之中，至于三上则已过中而失位，前途既尽，坎志乃穷。频巽之吝，其志穷也。

六四：悔亡，田获三品。

象曰：田获三品，有功也。

六四上巽之始，下乘二刚，互兑而成附决。附于乾上，而有决断。决则疑去，其悔乃亡。而爻在离中，以戈兵纲罟而行春猎《穀梁传》："春猎为田。"巽为鸡，兑为羊，离为雉。四居三卦之中，而皆有之，是田获三品之象，亦巽利三倍之义也。夫五多功，田获三品，则四六有功也。

九五：贞吉，悔亡，无不利。无初有终，先庚三日，后庚三日，吉。

象曰：九五之吉，位正中也。

九五上巽之中，阳刚得位，贞吉悔亡，无所不利。巽柔在下，虽无初也，而巽刚在上，则有终矣。此宜用庚金之刚，以治巽木之柔。先庚三日，自丁而己振。后庚三日，至癸而不衰。庚，更也。巽懦尽更，疑破悔亡，是以吉也。九五之吉，位正中也。

上九：巽在床下，丧其资斧，贞，凶。

象曰：巽在床下，上穷也。丧其资斧，正乎凶也。

上九重巽之终，身在床上，而重巽之柔则在床下。是而互兑之上爻，以兑之毁折，丧其巽资离斧，守贞愈凶。巽在床下，故上穷也。贞者，正也。丧其资斧，时否极矣，犹欲守正而免乎？适见其凶也。

第五十八卦　兑

兑下兑上，兑为泽。

兑，亨，利贞。

兑有亨象，刚得中也，而利于守贞，柔在外也。

彖曰：兑，说也。刚中而柔外，说以利贞，是以顺乎天而应乎人。说以先民，民忘其劳；说以犯难，民忘其死。说之大，民劝矣哉。

《说卦传》："说万物者，莫说乎泽。"故兑者说也。说，音悦。

兑与巽反，刚在中而柔在外。巽反为兑，物被其泽，是以可说，而说以德正为贵。下兑在人位，上兑在天位，兑以利贞，是以应乎天而顺乎人。坎为劳，为死火主水生，主死。说以先民，民忘其劳；说以犯难，民忘其死，以初刚易其下柔也。说之大，民劝矣哉。

象曰：丽泽，兑。君子以朋友讲习。

丽，附也。兑为泽，二兑相附，是为丽泽。《说卦传》："兑，正秋也，万物正所说也。"有心为说，无心为兑，故悦命。兑悦一也，是谓之兑，犹之咸本为感，无心则为咸耳。兑为口，言论所由出。君子于此，以朋友讲习讲论熟习，亦人之相丽，而可悦者也。

初九：和兑，吉。

象曰：和兑之吉，行未疑也。

巽为不果，以一柔而乘两刚，是以多疑。兑为附决，以两刚而戴一柔，是以善断。初九兑之基，未至于决，是为和兑。志未决则气和，和者决之未成也，其兆吉。和兑之吉，兑虽不能决断，然以刚处下，较之巽柔，其行亦未疑也。

九二：孚兑，吉，悔亡。

象曰：孚兑之吉，信志也。

二五两刚在中，上下相孚，是谓孚兑，吉而悔亡。坎以中满，为志为孚。孚者信也，孚兑之吉，信其志也。

六三：来兑，凶。

象曰：来兑之凶，位不当也。

六三以二偶乘两刚，兑自此成。两兑相附，联翩而至，此其先来者也，是谓来兑。爻因上缺而成毁折，凶矣。三失位，故多凶，位不当也。来兑之凶，位不当也。

九四：商兑未宁，介疾有喜。

象曰：九四之喜，有庆也。

九四上兑之始，是以和兑之例也。而下履互巽之柔，则以巽懦而生商度之心，是为商兑，进退犹豫，意未宁也。介于毁折之位，未免忧悔致疾。然而有喜，九四之喜上连九五，以刚胜柔而有庆也。

九五：孚于剥，有厉。

象曰：孚于剥，位正当也。

九五与二，中满相孚。而孚于上缺之下，一阳剥损，未免有厉。孚于剥，虽有厉心，而位自正当也。二与五，《象传》所谓"刚中"也。

上六：引兑。

象曰：上六引兑，未光也。

上与三同位，六三下兑，已先来矣。而与上六同气相招，复自下引之，是为引兑，引之则上兑亦来耳。三在离中，有光明象，而位亦不当成凶。上六处兑缺之终，地尽位穷，未有离光也，岂能吉乎。

第五十九卦　涣

坎下巽上，风水涣。

涣。亨。王假有庙，利涉大川，利贞。

涣卦，上巽下坎，有亨象。王九五在中位，以互艮而有宗庙，故假于有庙假、格同。巽木行坎水之上，故利涉大川，然究以行险为虑，利在守贞。

象曰：涣，亨。刚来而不穷，柔得位乎外而上同。王假有庙，王乃在中也。利涉大川，乘木有功也。

涣与节反，坎兑为节，风水为涣。节以九五刚爻，陷于坎中，故其道穷。涣之亨者，以上坎之刚，来居九二而成下坎。兑反为巽，木升水上，利济有赖，是以不穷。六四本以兑三而为内卦，今居巽四，是柔得位乎外，而上同于五也。艮为宗庙，王假有庙，王乃在九五之中也。利涉大川，乘巽木而有功也。

象曰：风行水上，涣；先王以享于帝立庙。

巽风在坎水之上，风行水上也。巽风和畅，冰泮水流，是谓之涣。明有天地，幽有鬼神，其于人本自涣然。先王以此亨于帝，以事天神上帝，立庙以祀人鬼，聚精会神，合有涣散。圣人穷理尽性，以至于命，知天地人鬼，义本相通。而致祭亨之仪，所以别三才而赞化育也。

初六：用拯马壮，吉。
象曰：初六之吉，顺也。

坎为陷，为马。初六坎之窞也，陷于坎窞，而用拯之拯救，马壮则吉。坎马美脊亟心，可谓壮矣。坤，顺也；巽，亦顺也。初六之吉，上与巽四相应，其象顺也。

九二：涣奔其机，悔亡。
象曰：涣奔其机，得愿也。

机，驽机也。九二本节之九五，陷于坎中，而位当互震，有上本之机，是涣奔其机也上奔九五，其悔可亡。涣奔其机，会于九五，得所愿也。

六三：涣其躬，无悔。
象曰：涣其躬，志在外也。

六三上当艮背，下当震足，是其躬也。涣其躬，无悔，盖坎为志，三位坎外涣其躬，志在外也。三五同功，志在外者，五也。

六四：涣其群，元吉。涣有丘，匪夷所思。

象曰：涣其群，元吉。光大也。

六四本为坤爻，居兑上。今居巽下，舍内卦而从外卦，是涣其群也_{离群}。以小从大，顺承尊位，元吉之征。涣，离散也。离散而有大象_{丘，高大也。《史》之丘嫂，大嫂也。丘颐，高颐也}。则非寻常等夷之人所能思及。涣其群，上附九五，故光大也。《象传》所谓"柔得乎外而上同"者，即此爻也。

九五：涣汗其大号，涣王居，无咎。

象曰：王居无咎，正位也。

九五刚中，《象传》所谓"王乃在中"者。巽为命，以中位而下巽命，涣然如汗，出而不反。《汉书·刘向传》："出令如出汗，汗出而不反也。"今令出而反之，是反汗也，是汗涣其大号也。九居王居，涣自王居，是以无咎。王居无咎，以其为正位也。

上九：涣其血，去逖出，无咎。

象曰：涣其血，远害也。

上九巽终，本节之上六坎终也。坎为血，为忧。今以上九而易上六，坎变为巽，是涣至此爻，其血去而惕出矣，无咎。涣其血，远于坎陷之害也。逖，本"愁"字，与"惕"同。《汉书·王商传》："文帝退周勃，使就国，无惕怵愁忧。"

第六十卦 节

䷻ 兑下坎上，水泽节。

节，亨。苦节不可贞。

节卦，上坎下兑，坎水而以兑泽节之，是有亨象六四，唯苦节不可贞耳上六。贞，固也。

象曰：节，亨，刚柔分而刚得中。苦节不可贞，其道穷也。说以行险，当位以节，中正以通。天地节而四时成，节以制度，不伤财、不害民。

节之亨者，三坤在上，间以一刚而柔分；三乾在下，隔以两柔而刚分。刚柔既分，而下二上五，两刚得中，是其当位而有节也。失位则为苦节，苦节不可贞，其道穷也上六。惟兑说以行坎险，二五当位而以节制，则上下中正，而险难以通。天地有节而四时成，为国者节以制度，则不伤财、不害民也。

象曰：泽上有水，节。君子以制数度，议德行。

坎水在兑泽之上，泽上有水也。坎水泛滥，归于大泽，则有节制而不溢流，是谓之节。君子以此制数度，而议德行。数度者，事物之纪数为多少，度为长短。德行者，身心之则德存于心，行施于身。制之使有定规，议之使有定分，所以立人道之节也。节，制不使①过。

初九：不出户庭，无咎。

象曰：不出户庭，知通塞也。

坎为宫，为通。初九一刚填其坎窞，坎宫之下通者塞矣，故不出户庭。然而无咎，盖不出户庭，是其知通塞之宜也。节之为节，全在此爻，非是则为重坎矣。

九二：不出门庭，凶。

象曰：不出门庭，凶，失时极也。

坎为宫，艮为门。九五坎宫，又互艮门，九二一爻横阑门外，虽互震为行，而遇险而止，不出门庭，凶矣。极，中也。二五皆中，本宜上往，是知时中之道者。二多誉，无凶理。不出门庭，凶，失时之极，即失时之中。

六三：不节若，则嗟若，无咎。

象曰：不节之嗟，又谁咎也。

坎当双窞，下窞以兑初塞之，有所节制。而上缺未塞，泽之不节，惟在此处。是坎水内注之所，亦即其外溢之窍也。设不节若，则泽决水溢，势将嗟若。然而无咎，夫无可咎者，盖不节之嗟，自取灾戾，又谁咎也。

六四：安节，亨。

象曰：安节之亨，承上道也。

---

① 使：此字原脱，据文义补。

六四，坎之下窨也，而九五以坎中而互艮止。四居艮中，亦安其节，于道亨矣。安节之亨，承上之道也。

九五：甘节，吉，往有尚。

象曰：甘节之吉，居位中也。

坎水归于兑泽，故有节。九五坎中陷于大泽，为所节制，是甘受其节者。有节故吉，往必有尚，有尚则通。《象传》所谓"当位以节，中正以通"者，即此爻也。甘节之吉，以其居位中也。

上六：苦节，贞凶，悔亡。

象曰：苦节贞凶，其道穷也。

上六，坎之上窨，位居坎外，已可出险，而路尽途穷，前无所往。守而不变，是谓苦节。苦节不可贞也，守贞则凶。然而悔亡，苦节贞凶，其道穷也。六三不节，是不及也；上六苦节，则太过矣。

第六十一卦　中孚

兑下巽上，风泽中孚。

中孚，豚鱼吉，利涉大川，利贞。

中孚，上巽下兑，二中皆实，孚于豚鱼，吉。豚鱼，江豚。八方风至，张口向之，风起而见，风息而没，有与巽风相孚之象。巽木浮于水上，故利涉大川。惟中乃孚，故利守贞。贞，正也。中而后正，九五是也。

彖曰：中孚，柔在内而刚得中，说而巽，孚乃化邦也。豚鱼吉，信及豚鱼也。利涉大川，乘木舟虚也。中孚以利贞，乃应乎天也。

中孚两柔，在四刚之内，而二五两刚得中，兑说而巽顺①，两中相孚，乃可以化邦也。豚鱼吉，信及豚鱼也。利涉大川，乘巽木以涉兑泽，二偶在内，而舟虚也。中孚以利贞，信而守正，乃应乎天也。

象曰：泽上有风，中孚。君子以议狱缓死。

巽风在兑泽之上，泽上有风也。风水相遭，彼此孚合，是谓中孚。君子以此议狱而缓死，兑金为秋，主杀；巽木为春，主生。兑为口舌，以议其狱。巽为不果，以缓其死。缘忠信而发为哀矜也。

初九：虞吉，有他不燕。

象曰：初九虞吉，志未变也。

虞，安也。燕，乐也。初与四应，上有助援安吉之象，恐有他爻阻梗，以致不乐。初与四本有相孚之志，初九虞吉，志未变也。一交六四，震马匹亡，则初志未变而四志变矣。所谓有他者，九五互艮，四止不来也。

九二：鸣鹤在阴，其子和之。我有好爵，吾与尔靡之。

象曰：其子和之，中心愿也。

---

① 顺：原作"巽"，据三国魏《王肃易注》："三、四在内，二、五得中，兑悦而巽顺，故孚也"改。

震为鹤京房说，为善鸣《说卦》。九二互震，有鹤鸣象。鹤于霜降则鸣，兑为正秋，此鹤鸣之候也。兑为阴，故曰在阴。二五中孚，二互震为长子，五互艮为少男，此非兄弟，乃父子也。相孚则有唱必和，故其子和之。二五正位，皆好爵也。既以孚信之诚，富贵必不相遗。我有好爵，吾与尔靡之我，二也。尔，五也。靡、縻同。其子和之，两相孚合，中心愿也义详《文言》。

六三：得敌，或鼓或罢，或泣或歌。

象曰：可鼓或罢，位不当也。

六三与上九相应，敌也。震为鼓，艮为止，巽为号。震为鸣，既得敌矣。而间于九五，未能会合，则以互震而或鼓，互艮而或罢，承巽而或泣，互震而或歌。或鼓或罢，以三位之不当也。

六四：月几望，马匹亡，无咎。

象曰：马匹亡，绝类上也。

震为朝，兑为夕。日出于朝，月出于夕。震东兑西，有月望之象日月相望曰望。震为马。匹，配也。四与初相应，是其匹也。月几望时，即当震终，又际艮止，不得下交则马匹亡矣。然而无咎，马匹亡，绝其党类于上也四与初绝，上附九五。

九五：有孚挛如，无咎。

象曰：有孚挛如，位正当也。

九五下与九二，两中皆实，有信孚之诚，挛如不解。

有孚挛如，上五下二，位正当也。

上九：翰音登于天，贞，凶。

象曰：翰音登于天，何可长也。

巽为鸡，鸡曰翰音。上九巽终，翰音登于天也。上为天，前位已尽，守贞则凶。巽鸡本非高鸟，翰音登于天，此亦何可长也。

第六十二卦　小过

艮下震上，雷山小过。

小过，亨，利贞。可小事，不可大事。飞鸟遗之音，不宜上宜下，大吉。

小过亨，阳大阴小，小者过，大者不及，故利守贞。可小事不可大事，小过与中孚反对，中孚鹤鸣在阴，是飞鸟也。今反小过，飞鸟已去。震为善鸣，但遗之音耳。上为震动，下为艮止。飞鸟既去，动不胜止，不宜上而宜下，乃大吉也。

象曰：小过，小者过而亨也。过以利贞，与时行也。柔得中，是以小事吉也。刚失位而不中，是以不可大事也。有飞鸟之象焉。飞鸟遗之音，不宜上宜下，大吉，上逆而下顺也。

小过二阳四阴，小者过而亨也。小过则大者不及，时数如此，过以利贞，与行时也。下二上五，两柔得中，是以小事吉也。阳居三四，两刚失位而不中，是以不可大事也。震为鹄，此但有飞鸟之象焉。飞鸟惟遗之音，不宜上宜下，大吉。上动逆而下止顺也。

象曰：山上有雷，小过。君子宜以行过乎恭，丧过乎哀，用过乎俭。

震雷在艮，山上之上，山上有雷也。山鸣谷应，其声愈振，而不及乎远，是谓小过。君子以此，行过乎恭，丧过乎哀，用过乎俭，凡事小过。知大人之不利，故以小过而自晦也。

初六：飞鸟以凶。

象曰：飞鸟以凶，不可如何也。

初六上与四应，四于震为动先，初于艮为止始。震有飞鸟之象，初六不安于止，应四刚而为飞鸟，以此致凶。飞鸟以凶，象实为之，不可如何也。

六二：过其祖，遇其妣，不及其君，遇其臣，无咎。

象曰：不及其君，臣不可过也。

乾为君，为父。祖犹父也，祖曰王父，亦曰大父。坤为臣，为母。妣即母也母亡称妣。祖位在初，父位在二，臣位在二，君位在五。六二已过其祖，乃遇其妣。坤为死，故称妣。不及其君，乃遇其臣，以二为坤之中爻也。不及其君，臣不可以过。二于六五为不及，是臣不过君。

九三：弗过防之，从或戕之，凶。

象曰：从或戕之，凶如何也。

九三艮终，孤阳上止，是弗过也。防之，恐其从或戕
之，令此一阳亦剥，则凶矣。从或戕之，艮化为坤，凶如
何也。

九四，无咎，弗过，遇之，往厉必戒，勿用永贞。

象曰：弗过遇之，位不当也。往厉必戒，终不可长也。

九四震初，其象无咎。一阳方始，是弗过也。而下与
初应，初之飞鸟以凶，应此爻也。至此则实遇之矣。震为
行，行则往。卦象：可小事不可大事，宜下不宜上。此而
往焉，则有危厉，必生戒心，是宜勿用，但利永贞。盖大
者弗过，于此遇之，位不当也。大不宜往，往厉必戒，终
不可长也。

六五：密云不雨，自我西郊，公弋取彼在穴。

象曰：密云不雨，已上也。

坎在天为云，堕地成雨。三四在二五之中，有坎象。
以坎上而居天位，是密云不雨也。兑位于西，是自我西郊
也。艮为虎，为鼠，分穴居。公用坎弓弋之，取彼在穴之
兽。舍飞鸟而取兽者，飞鸟既去，走兽在穴，上逆而下顺
也。密云不雨，坎已上行，上而未堕，故不雨也。《象传》
所谓"宜下不宜上"，舍逆取顺，不如取彼在穴耳。

上六：弗遇过之，飞鸟离之，凶，是谓灾眚。

象曰：弗遇过之，已亢也。

上六下与三应，三当艮止，未能上交，则上六弗遇，

而位居震终。四阴之尽，但有过之耳。震为飞鸟，震终而
飞鸟离之，凶矣，是谓灾眚。弗遇过之，地已亢也。

第六十三卦　既济

离下坎上，水火既济。

既济，亨小，利贞，初吉，终乱。

既济，上坎下离，其象小亨，而利于贞"亨小"当作"小
亨"。初则柔中，故吉；终则阴止，故乱。

象曰：既济亨，小者亨也。利贞，刚柔正而位当也。
初吉，柔得中也。终止则乱，其道穷也。

阳大阴小，既济阳降而阴升。其亨，小者亨。利贞，
阳在五，阴在二，刚柔正而位当也。初吉，六二之柔得中
也。终止则乱，阴止于上，其道穷也。

象曰：水在火上，既济。君子以思患而预防之。

坎水在离火之上，水在火上也。火曰炎上，水曰润下。
今水不润下而上润，火不炎上而下炎。水火相交，是谓既
济。夫以未济终，乃以既济始；而以既济始，又必以未济
终。君子于此，以离明而见坎难，思患而豫防之，恐其既
济之后，终止则乱也。

初九：曳其轮，濡其尾，无咎。

象曰：曳其轮，义无咎也。

坎为水，为轮，为狐，于舆为曳，于马为曳，上为首，初为尾。初九前有互坎之水，而乘舆以济，马曳其轮，狐濡其尾，不能济矣。然而无咎，盖既济之初尚未能济，虽曳其轮，义无咎也。

六二：妇丧其茀，勿逐，七日得。

象曰：七日得，以中道也。

茀、髴通。《子夏传》作"髢"，首饰也。六二以中女而配九五，妇也。乾为首，中得坤爻，首象不全，丧其茀矣。坎为盗，位当互坎之下，故有丧茀之象。此可勿逐，七日自得。七日得者，以在中道也，二五相应故可自得。曰七日者，自本位数起，再至本位，共七爻也。

九三：高宗伐鬼方，三年克之，小人勿用。

象曰：三年克之，惫也。

离为戈兵，故为寇盗，位在北方。鬼方，北方之国。九三以离末而互坎中，有商王高宗伐鬼方之象。爻在九三，故三年克之。阳陷二阴之内，阴为小人，故小人勿用。坎为劳，故三年克之，劳而惫也。《汉书·匡衡传》：成汤化夷俗而怀鬼方。《西羌传》：殷室中衰，诸侯背叛。至高宗征西戎、鬼方，三年乃克。盖鬼①方本商先王属国，殷衰而叛，故高宗伐之鬼方，即匈奴之先。

六四：繻有衣袽，终日戒。

---

① 鬼：原作"国"，据上文改。

象曰：终日戒，有所疑也。

繻，濡也。衣袽，衣之败絮也。初九濡尾，以互坎也。上六濡首，以上坎也。六四，互坎之上，上坎之下，水盛之所，更有舟漏，水濡之患，虽恃有衣袽堵塞，然身处大险，未免终日戒惧。离为日，四居下离之尽，互离之中，有终日象。坎为疑，终日戒者，有所疑也。

九五：东邻杀牛，不如西邻之禴祭，实受其福。

象曰：东邻杀牛，不如西邻之时也。实受其福，吉大来也。

坎水与兑西为邻，故曰西邻。离火与震东为邻，故曰东邻。离为牛，坎为豕，夏祭曰禴。九五以坎中而邻离牛互离，东西之二邻也。东邻杀离牛以为冬蒸互坎为冬，不如西邻用坎豕以为禴祭互离为夏，实受其福。盖东邻杀牛，不如西邻之适当其时也。实受其福，吉大来也。

上六：濡其首，厉。

象曰：濡其首厉，何可久也。

上为首，上六坎终，陷于坎水，致濡其首而生危厉。濡其首以至危厉，此亦何可久也？《象传》所谓"终止则乱，其道穷也"。

第六十四卦　未济

坎下离上，火水未济。

未济，亨，小狐汔济，濡其尾，无攸利。

未济，上离下坎，有亨象。坎为狐，互坎，小狐也。汔，几也。小狐涉水几欲济矣，而一刚上限，终未济也，但濡其尾，无所为利。狐善涉水而尾长，故涉必濡尾。《史·春申君传》："《易》曰：狐涉水，濡其尾。"此言始之易，而终之难也。

象曰：未济亨，柔得中也。小狐汔济，未出中也。濡其尾，无攸利，不续终也。虽不当位，刚柔应也。

未济亨，六五之柔得中也。小狐汔济，犹在离内，未出离中也。出中则既济，未出离中，是几济而未济也。濡其尾，无攸利，阳终于上，阴止于下，而不续其终也。阳终而阴续，是为既济，不续其终，则但濡其尾，而究竟未济，故无攸利。未济六爻，分不当位，然虽不当位，而二刚五柔，亦自愿也。

象曰：火在水上，未济。君子以慎辨物居方。

离火在坎水之上，火在水上也。火上炎而不下，水下润而不上，火水不交，《易》是谓未济。未济者，火自为火，水自为水，分而不聚也。物以群分，方以类聚，君子于此，以慎密之心辨其物而居其方，使夫群分者不乱，而类聚者不淆也。

初六：濡其尾，吝。

象曰：濡其尾，亦不知极也。

坎为狐，上为首，初为尾。初六坎之下窅，以狐涉水，

陷于坎窞，而濡其尾，欲济不能，吝矣。极，至也。凡事
有极，事之要也。未济之卦，究不出中。初六去中更远，
于此徒濡其尾，而依然未济。亦不知极也，言其不识时务
而妄动也。

九二：曳其轮，贞，吉。

象曰：九二贞吉，中以行正也。

坎，于马为曳，于舆为轮。九二坎中，乘舆济水，或
曳其轮，此何由利济？惟宜守贞则吉。九二贞吉，居中以
行正也。

六三：未济，征凶，利涉大川。

象曰：未济征凶，位不当也。

六三，坎之上窞也，而前临互坎，又为坎之下窞。一
窞而处二坎之中，险而又险，动辄陷溺，是为未济。有贞
则吉，不利涉大川《本义》："疑利字上有不字。"良是。未济征凶，
以其位不当也，未济六爻皆不当位，而三尤不当之极者也。

九四：贞吉，悔亡，震用伐鬼方，三年有赏于大国。

象曰：贞吉悔亡，志行也。

九四以离下居坎中，遇险而陷，守贞则吉，后悔乃
亡。然上不出中，下可伐国。下坎位在北方，习为寇
盗，是鬼方之戎也。离为甲胄戈兵，坎为弓马舆轮，征
伐之具，九四皆有，于此震厉威武，用伐鬼方，三年之
中四在互离之三，故曰三年，敌破功成，分符锡爵，可以有
赏于大国六五。是大臣守贞，勤劳王室之事。坎为志，

贞吉悔亡，坎志行也。

六五：贞吉，无悔，君子之光，有孚，吉。

象曰：君子之光，其晖吉也。

六五离中，而当互坎之上。《象传》所谓"未出中"者，即是此爻。是为未济，守贞则吉，乃可无悔。然离火文明，君子之光，以离中而应坎中，有孚吉矣。君子之光，其晖及远九二，是以吉也。《象传》所谓"虽不当位，刚柔应也"，六五与九二是也。

上九：有孚于饮酒，无咎，濡其首。

象曰：饮酒濡首，亦不知节也。

坎为酒，乾为首。上九离终，以乾爻居坎上，终于未济，藉坎酒以消闷，则离中之有孚者，有孚于饮酒耳。饮酒何咎？但沉溺无度，捧甖承糟，亦濡其首，则向之有孚，失于是爻矣。饮酒至于濡首，则亦不知节也。

卷七

系辞传上

易有圣人之道四焉：以言者尚其辞，以动者尚其变，以制器者尚其象，以卜筮者尚其占。《系辞上传·第十章》

以言者尚其辞，圣人系辞以尽言也，君子动则观其变也。以制器者尚其象，观象而制器也。以卜筮者尚其占，著龟以知来也。

是故，变化云为，言①事有祥，象事知器，占事知来。天地设位，圣人成能；人谋鬼谋，百姓与能。《系辞下传·第十二章》

以动者尚其变，故变化见于云为行也。以言者尚其辞，故言事有其灾祥。以制器者尚其象，故象事而制器。以卜筮者尚其占，故占事而知来。盖天地设位而见乾坤，圣人成能而衍易象。人谋鬼谋，皆见符合，非第贤智能之，百姓之愚亦可与能者也。

是以君子将有为也，将有行也。问焉而以言，其受命也如响，无有远近幽深，遂知来物，非天下之至精，其孰能与于此。《系辞上传·第十章》

君子将有为也，将有行也。问焉而即以言告，其受命也如响，无有远近幽深之隔，遂知将来之事物，非天下之

---

① 言：《周易正义》作"吉"。

至精，其孰能与于此？是尚其辞与尚其占也。

叁伍以变，错综其数。通其变，遂成天地之文；极其数，遂定天下之象。非天下之至变，其孰能与于此。《系辞上传·第十章》

叁伍以尽其变，错综以尽其数。通其变遂成天地之文，观变而动，咸宜矣。极其数遂定天下之象，观象而器可制矣。非天下之至变，其孰能于此？是尚其变与尚其象也。

易无思也，无为也，寂然不动，感而遂通天下之故。非天下之至神，其孰能与于此。《系辞上传·第十章》

《易》无思也，无为也，寂然不动，感而遂通天下之故。若辞若变，若象若占，莫不洞彻，非天下之至神，其孰能与于此？

显道神德行，是故可与酬酢，可与佑神矣。子曰：知变化之道者，其知神之所为乎。《系辞上传·第九章》

《易》本易简，是显道也。以至显之道，神而明之，见诸德行，是故可与酬酢，可与佑神矣助神人佑。而神即在于变化之中，知变化之道者，其知神之所为乎？知神之所为，则通天下之故矣。

子曰："夫《易》，何为者也？夫《易》开物成务，冒天下之道，如斯而已者也。"是故，圣人以通天下之志，以定天下之业，以断天下之疑。《系辞上传·第十一章》

夫《易》何为者也？夫《易》开诸物之始，成诸务之终，覆冒天下之道，无所遗漏，如斯而已者也。是故圣人开之于始，以通天下之志。成之于终，以定天下之业。开先成后，彰往察来，以断天下之疑。

夫易，圣人之所以极深而研几也。唯深也，故能通天下之志；唯几也，故能成天下之务；唯神也，故不疾而速，不行而至。子曰"《易》有圣人之道四焉"者，此之谓也。

《系辞上传·第十章》

夫易圣人之所以极深而研其机也。唯深也，故尚辞尚占，能通天下之志，志通而天下之物无不开矣。唯机也，故尚变尚象，能成天下之务，务成而天下之业无不定矣。唯神也，故不疾而速，不行而至。神而明之，而若辞若变若象若占，天下之故感而遂通矣。《易》有圣人之道四焉者，此之谓也。

以上八章系辞之纲领也。下分承尚辞尚变，尚象尚占而发明之。

天尊地卑，乾坤定矣。卑高以陈，贵贱位矣。动静有常，刚柔断矣。方以类聚，物以群分，吉凶生矣。在天成象，在地成形，变化见矣。《系辞上传·第一章》

天尊地卑，而乾上坤下，其方定矣。卑高以陈，而阳贵阴贱，其品位矣。动静有常，而阳刚阴柔，其体断矣。或贵或贱，方以类聚；若刚若柔，物以群分；方物有善恶；分聚有灾祥，吉凶生矣。在天成象，在地成形，乾坤有兆，形象迭呈，变化见矣。

以下言以言尚辞之事。

是故易有太极，是生两仪，两仪生四象，四象生八卦，八卦定吉凶，吉凶生大业。《系辞上传·第十一章》

阴阳未判，是为太极。太极者天地之母也。太极判剖，分而为二，是生两仪。两仪者，阴阳。两仪升降，是生四象。阳升而化木火，阴降而化金水也。四象分列，而生八卦，坎为水，离为火，震巽为木，乾兑为金，坤艮为土也。八卦以定吉凶，吉凶以生大业，断天下之疑，而后定天下之业也。

是故，刚柔相摩，八卦相荡，鼓之以雷霆，润之以风雨，日月运行，一寒一暑。乾道成男，坤道成女。乾知大始，坤作成物。乾以易知，坤以简能。易则易知，简则易从。易知则有亲，易从则有功。有亲则可久，有功则可大。可久则贤人之德，可大则贤人之业。易简而天下之理得矣，天下之理得，而易成位乎其中矣。《系辞上传·第一章》

乾刚坤柔，刚柔相摩则生八卦。八卦相荡，诸象皆成。鼓之以雷霆，震艮之象也。润之以风雨，巽兑之象也。日月运行，一寒一暑，坎离之象也。而虽皆乾坤所化，坤得乾道，则成男；乾得坤道，则成女。是六子之父母，而即六十四卦之父母也。乾知大始，坤作成物大哉乾元，万物资始。天主生，地主成。至盛也，至大也，而实易至也，至简也。乾之大始，则以易知。坤之成物，则以简能。以其易也则易知，以其简也则易从。易知则人不畏难而有亲，易从则事不烦琐而有功。有亲则其势可久，有功则其事可大。可久则贤人之德，可大则贤人之业。盛德大业，成于易简，易简而天下之理得矣。天下之理得，而易成位乎其中矣。

夫乾，天下之至健也，德行恒易以知险。夫坤，天下
之至顺也，德行恒简以知阻。能说诸心，能研诸侯之虑，
定天下之吉凶，成天下之亹亹者。《系辞下传·第十二章》

《说卦传》："乾，健也，坤，顺也。"夫乾，天下之至
健也，健则不陷于险，而其德行恒易，又以知险。夫坤，
天下之至顺也。顺则攸往无阻，而其德行恒简，又以知阻。
以易简而知险阻，则动无败事。审能悦诸心，能研诸虑，
是真可以定天下之吉凶，成天下之亹亹①者。

夫《易》，广矣大矣，以言乎远则不御，以言乎迩则静
而正，以言乎天地之间则备矣。夫乾，其静也专，其动也
直，是以大生焉。夫坤，其静也翕，其动也辟，是以广生
焉。广大配天地，变通配四时，阴阳之义配日月，易简之
善配至德。《系辞上传·第六章》

夫易广矣大矣，以言乎远则无往而不御，以言乎迩则
至静而不偏，以言乎天地之间则万事万物皆备矣。而总不
外乎乾坤，夫乾，其静也专而不二，其动也直而不枉，此
其易也，是以大生焉。夫坤，其静也翕而不泄，其动也辟
而不藏，此其简也，是以广生焉。以易简而成广大，皆阴
阳变通之所为也。广大配乎天地，变通配乎四时，阴阳之
义配乎日月，易简之善，配乎至德。

---

① 亹（wěi）亹：勤勉不倦貌。

夫乾，确然示人易矣。夫坤，隤然示人简矣。爻也者，效此者也。象也者，像此者也。爻象动乎内，吉凶见乎外，功业见乎变，圣人之情见乎辞。《系辞下传·第一章》

夫乾确然示人易矣，确然不爽者，是其健也。夫坤，隤然①示人简矣，隤然无阻者，是其顺也隤、颓通。爻也者，效此义者也。象也者，像此几者也。效像而形容之，故立爻而设象，爻象动乎卦内，吉凶见乎卦外，知其吉凶而有趋避，是谓之变。功业见乎变，故以动者尚其变也，知其吉凶而示咎祥，是谓之辞。圣人之情见乎辞，故以言者尚其辞也。

圣人有以见天下之赜，而拟诸其形容，象其物宜，是故谓之象。圣人有以见天下之动，而观其会通，以行其典礼，系辞焉以断其吉凶，是故谓之爻。言天下之至赜，而不可恶也。言天下之至动，而不可乱也。拟之而后言，议之而后动，拟议以成其变化。《系辞上传·第八章》

夫爻象何以为设也，圣人有以见天下之繁赜，而拟其形容，以象其物宜，是故谓之象。圣人有以见天下之纷动，而观其会通，以行其典礼，系辞焉以断其吉凶，是故谓之爻。言天下之至赜，而不可憎恶也，故象必设。言天下之至动，而不可紊乱也，故爻必设。摹拟之而后言，论议之而后动，拟议详审以成其变化，是变化见于云为者也。

极天下之赜者存乎卦，鼓天下之动者存乎辞，化而裁

---

① 隤（tuí）然：柔顺随和貌。

之存乎变，推而行之存乎通，神而明之存乎其人，默而成之，不言而信，存乎德行。《系辞上传·第十二章》

极天下之赜者存乎卦，卦有象也。鼓天下之动者存乎辞，辞有爻也。鼓，励也。化而裁之存乎变，变者化裁之宜也。推而行之存乎通，通者推行之准也。神而明之存乎其人，非其人不明也。默而成之，不言而信，存乎德行，非德行不诚也德即盛德，行即大业。

八卦成列，象在其中矣。因而重之，爻在其中矣。刚柔相推，变在其中矣。系辞焉而命之，动在其中矣。《系辞下传·第一章》

孟喜本"命"作"明"。八卦成列各有象，象在其中矣。三画之卦因而重之，是为六爻，爻在其中矣。刚柔相推，变生六十四卦，变在其中矣。系辞焉而命之，占者得其动爻，动在其中矣。

吉凶悔吝者，生乎动者也。刚柔者，立本者也。变通者，趋时者也。吉凶者，贞胜者也。天地之道，贞观者也。日月之道，贞明者也。天下之动，贞夫一者也。《系辞下传·第一章》

吉凶悔吝生乎爻，象之动者也如征吉、征凶、动悔、往吝是也。刚柔者，立其本者也吉凶之本。变通者，趣乎时者也。吉凶者，以贞胜者也所谓征吉是也天地之道，贞以为观者也垂象示人。日月之道，贞以著明者也。天下之动，征夫一者也，不一则二，二则非贞。凶悔吝之生乎动者，动而不贞夫一也。贞，正也。

是故，《易》者象也。象者，像也。彖者，材也。爻者，效天下之动者也。是故吉凶生而悔吝著也。《系辞下传·第三章》

易者，取其象也。象者，拟其像也。彖者，言其材也。爻者，效天下之动者也。合彖象、爻辞而观之，是故吉凶生而悔吝著也。

彖者，言乎象者也。爻者，言乎变者也。吉凶者，言乎其失得也。悔吝者，言乎其小疵也。无咎者，善补过也。是故列贵贱者存乎位，齐小大者存乎卦，辨吉凶者存乎辞，忧悔吝者存乎介，震无咎者存乎悔。是故卦有小大，辞有险易。辞也者，各指其所之。《系辞上传·第三章》

彖者，言乎一卦之象者也。爻者，言乎一时之变者也。吉凶者，言乎其事之得失也。悔吝者，言乎其事之小疵也。无咎者，爻象非吉，而善补过也。是故阳贵阴贱，其位不同。分列贵贱者，存乎其位。阴小阳大，其卦不一。等齐小大者，存乎其卦。或吉或凶，其辞攸判。辨别吉凶者，存乎其辞。忧其悔吝者，存乎动静之介。震而无咎者，存乎中心之悔震，惧也。是故卦有小大，殊其阴阳。辞有险易，别其吉凶。辞也者，各指其所之，而为之立言也。之，往也。

子曰：“书不尽言，言不尽意。”然则圣人之意其不可见乎？圣人立象以尽意，设卦以尽情伪，系辞焉以尽其言，变而通之以尽利，鼓之舞之以尽神。《系辞上传·第十二章》

书不尽言，书少而言多也。言不尽意，言短而意长也。

然则圣人之意，其不可见乎？圣人立八卦之象，以尽其意；设六十四卦，以尽情伪；卦象、爻象，系辞焉以尽其言；化裁推行，变而通之以尽其利；利用出入，鼓之舞之，以尽其神。通其变，使民不倦，故生鼓舞。

　　圣人设卦观象，系辞焉而明吉凶，刚柔相推而生变化。是故，吉凶者失得之象也，悔吝者忧虞之象也，变化者进退之象也，刚柔者昼夜之象也。六爻之动，三极之道也。是故，君子所居而安者，《易》之序也。所乐而玩者，爻之辞也。是故，君子居则观其象而玩其辞，动则观其变而玩其占，是以自天佑之，吉无不利。《系辞上传·第二章》

　　圣人设卦观象，系以辞焉而明其吉凶。刚柔相推，往来进退，而生其变化。是故吉凶者，大有失得之象也。悔吝者，小有忧虞之象也。变化者，往来进退之象也。刚柔者，阴阳昼夜之象也。六爻之动，三才立极之道也。是故君子所居而安者，易之象也，大象之传是也。所乐而玩者，爻之辞也，六爻之辞是也。是故君子居则观其象，而玩其辞，无事之日也。动则观其变，而玩其占，有事之秋也。是以自天祐之，吉无不利。

　　《易》与天地准，故能弥纶天地之道。仰以观于天文，俯以察于地理，是故知幽明之故。原始反终，故知死生之说。精气为物，游魂为变，是故知鬼神之情状。《系辞上传·第四章》

　　《易》与天地相准，故能弥纶天地之道，而无所遗。弥纶，包络也。天明而地幽，皆备于《易》，仰以观于天文，俯以察于地理，是故知幽明之故。始生而终死，皆统于《易》，原始于未生，反终于既死，故知死生之说。神阳而鬼阴，皆具于《易》，精气为物而成阳神，游魂为变即成阴鬼，是故知鬼神之情状。

　　与天地相似，故不违。知周乎万物而道济天下，故不过。旁行而不流，乐天知命，故不忧。安土敦乎仁，故能爱。范围天地之化而不过，曲成万物而不遗，通乎昼夜之道而知，故神无方而《易》无体。《系辞上传·第四章》

　　易与天地相似，故符合而不违。知周乎万物，而道济天下，故适当而不过。旁行远逮而不流，乐天知命，故不忧。安其土而敦乎仁，故能爱。范围天地之化而不过，曲成万物之类而不遗，通乎昼夜之道而有智，是皆易理之神化也。故神无方所，而《易》无形体。

　　此上十六章以言者尚其辞也。

　　一阴一阳之谓道。继之者善也，成之者性也。仁者见之谓之仁，知者见之谓之知，百姓日用而不知，故君子之道鲜矣。显诸仁，藏诸用，鼓万物而不与圣人同忧，盛德大业至矣哉！富有之谓大业，日新之谓盛德，生生之谓易，成象之谓乾，效法之谓坤，极数知来之谓占，通变之谓事，阴阳不测之谓神。《系辞上传·第五章》

　　《易》有太极，是生两仪。两仪分判，一阴一阳之谓道。人秉天道而为善，继之者人之善也。率其天真而为性，成之者人之性也。阳之德曰仁，阴之灵曰智。仁者见其阳德而谓之仁，智者见其阴灵而谓之智。至于百姓则日用而不知，故君子之道鲜矣。仁智各见其所见，何况百姓之愚，是皆具善性而继成者少也。仁藏于秋冬，至春夏而显；用显于春夏，及秋冬而藏。春夏发生，显之于仁；秋冬收闭，藏之于用。但鼓动万物而不与圣人同忧，忧劳天下者圣人之事，天地无心也，其盛德大业至矣哉。富有之谓大业，日新之谓盛德，皆一阴一阳所变化耳。圣人观天之道，尽于阴阳，阴阳生生之谓《易》坤阴乾阳，生生不穷，遂成六十四卦。《易》首乾坤，以健成象之谓乾，以顺效法之谓坤，极其数以知将来之谓占，通其变以定大业之谓事，洞悉阴阳玄妙不测之谓神。

以下言以变尚动之事。

子曰：《易》其至矣乎！夫《易》，圣人所以崇德而广业也。知崇礼卑，崇效天，卑法地，天地设位，而易行乎其中矣。成性存存，道义之门。《系辞上传·第七章》

《易》其至矣乎！天之盛德富有而大业日新，人列三才之内，何独不然。夫《易》，圣人所以崇德而广业也。智高则崇，礼下则卑。崇以效天，卑以法地。天地设位，乾坤成象，而《易》行乎其中矣。继之者善，成之者性。以成于性者，存存而又存存，德以渐充，业以渐广，久之自致于盛大。乃为善于效法者，则成性存存，是为道义之门户也。

乾坤其《易》之缊邪？乾坤成列，而《易》立乎其中矣。乾坤毁，则无以见《易》。《易》不可见，则乾坤或几乎息矣。《系辞上传·第十二章》

天地设位则有乾坤。乾坤其《易》之蕴耶？乾坤成列，而《易》立乎其中矣。盖六十四卦皆乾坤所生，一有乾坤而《易》象皆备，不过自此错综变化耳。使乾坤毁，则无以见《易》。《易》不可见，则乾坤或几乎息。

子曰："乾坤，其《易》之门耶？"乾，阳物也。坤，阴物也。阴阳合德而刚柔有体，以体天地之撰，以通神明之德。《系辞下传·第六章》

六十四卦皆自乾坤往来错综而成。乾坤，其《易》之门户耶？天地之间，莫非物也。乾，阳物也。坤，阴物也。阴阳合德而为刚为柔，各有其体，化生诸卦，以体天地之撰。无象不备，以通神明之德，无微不章也。

是故，阖户谓之坤，辟户谓之乾，一阖一辟谓之变，往来不穷谓之通。见乃谓之象，形乃谓之器，制而用之谓之法，利用出入民咸用之谓之神。《系辞上传·第十一章》

阴主阖，阳主辟，乾坤为《易》门户，是故阖户谓之坤，辟户谓之乾。一阖一辟，动静适可，谓之变。往来不穷，数极则反，谓之通。见其兆者，乃谓之象。著其形者，乃谓之器。通变宜民，制而用之谓之法。利用出入，民咸用之谓之神。出入必由门户，利用出入，则一阖一辟，往来不穷，变通之用神矣。

是故，形而上者谓之道，形而下者谓之器，化而裁之谓之变，推而行之谓之通，举而措之天下之民谓之事业。
《系辞上传·第十二章》

形乃谓之器，有有形者，有无形者。形而上者谓之道，无形者也；形而下者谓之器，有形者也。化而裁之谓之变，变则阖辟皆当矣。推而行之谓之通，通则往来不穷矣。以变通之宜，举而措之天下，谓之事业，是亦人之大业也。业之大者，德之盛也。

通其变，使民不倦，神而化之，使民宜之。《易》穷则变，变则通，通则久，是以自天祐之，吉无不利。《系辞下传·第二章》

此段旧本误在"黄帝尧舜氏作"下。所谓变通者，本以为举而措之天下耳。措之天下，凡以为民也。通其变，使民阖辟往来而不倦。神而明之，使民利用出入而宜之。盖《易》穷则必变，变则能通，通则可久。是以自天祐之，吉无不利也。

以上七章，言以动者尚其变也。

系辞传下

天地之大德曰生，圣人之大宝曰位。何以守位曰仁，何以聚人曰财。理财正辞，禁民为非曰义。《系辞下传·第一章》

天地之大德曰生，圣人之大宝曰位。"何以守位曰人"，旧本作"仁"。仁、人通。守①得人则位可保也。何以聚人曰财，有财则人可来也。凡理民之财，正民之业，禁民之

---

① 守：原作"字"，据文义改。

为非，一切因时制宜之事，曰义。以义理财，以财聚人，以人守位，圣人而登大宝，然后辅相裁成，佐天地以普大德，而生道畅矣。

以下言制器尚象之事。

古者包犠氏之王天下也，仰则观象于天，俯则观法于地，观鸟兽之文与地之宜，近取诸身，远取诸物，于是始作八卦，以通神明之德，以类万物之情。作结绳而为网罟，以佃以渔，盖取诸离。《系辞下传·第二章》

古者包犠氏之王天下也，即伏羲氏，仰则观象于天文，俯则观法于地理，观鸟兽之文，与天①地之宜。近取诸身，则有乾首坤腹之象；远取诸物，则有乾马坤牛之象。于是始作八卦，幽以通神明之德，明以类万物之情。八卦既设，由此尚象以制器，作结绳而为网罟。以佃以渔，盖取诸离，离为目，巽为绳，以互巽之绳结，重离之目，目目相承，网罟之象也。离为鸟，兑为羊。巽为鱼，离为鳖，鸟兽鱼鳖之类。取之网罟，以充庖厨，此包犠所由名也。

包犠氏没，神农氏作，斲木为耜②，揉木为耒，耒耨之利③以教天下，盖取诸益。日中为市，致天下之民，聚天下之货，交易而退，各得其所，盖取诸噬嗑。《系辞下传·

---

① 天：此字疑衍。

② 耜：原始翻土农具"耒耜"的下端，形状如今之铁锹和铧，最早是木制的，后用金属制。

③ 耒耨（lěinòu）之利：比喻耕作所得的利益。耒耨，翻土锄草用的农具。

第二章》

　　包犧氏没，神农氏作，斲木为耜，揉木为耒耒即耜柄，曲木为之。耒耜之利，以教天下。盖取诸益，以巽木入坤土。坤牛震足，进退田中，耒耜耕植之象也。日中为市，致天下之民，聚天下之货，交易而退，各得其所，盖取诸噬嗑。离为目，艮为径路，震为大途。途路熙攘，日中而止，陈列水陆诸货艮坎市廛交易之象也。

　　神农氏没，黄帝、尧、舜氏作，垂衣裳而天下治，盖取诸乾坤。刳①木为舟，剡②木为楫，舟楫之利，以济不通，盖取诸涣。服牛乘马，引重致远，以利天下，盖取诸随。断木为杵，掘地为臼，臼杵之利，万民以济，盖取诸小过。弦木为弧，剡木为矢，弧矢之利，以威天下，盖取诸睽。重门击柝，以待暴客，盖取诸豫。《系辞下传·第二章》

　　神农氏没，黄帝、尧、舜氏作，垂衣裳而天下治，盖取诸乾坤。乾为衣，坤为裳也。刳木为舟，剡木为楫，刳木令虚以为舟，剡木使锐以为楫楫，篙也。舟楫之利，以济不通，盖取诸涣。以巽木乘坎水，得风而动，舟楫利济之象也。服牛乘马，引重致远，以利天下，盖取诸随。乾为人，坤为牛，兑以两奇，而驾坤阴，服牛之象也。坤为民，乾为马，震以二偶，而履乾阳，乘平声马之象也。断木为杵，掘地为臼，臼杵之利，万民以济，盖取诸小过。震木上动，艮石下止，杵臼之象也。弦木为弧，剡木为矢，弧

---

①　刳（kū）：从中间破开再挖空。
②　剡（yǎn）：削，刮。

矢之利，以威天下，盖取诸睽，离矢兑金，坎弓发之，弧矢之象也。重门击柝，以待暴客，盖取诸豫，坎盗艮门，震木发声，重门击柝之象也。

上古穴居而野处，后世圣人易之以宫室，上栋下宇，以待风雨，盖取诸大壮。古之葬者，厚衣之以薪，葬之中野，不封不树，丧期无数。后世圣人易之以棺椁，盖取诸大过。上古结绳而治，后世圣人易之以书契，百官以治，万民以察，盖取诸夬。《系辞下传·第二章》

上古穴居而野处，后世圣人易之以宫室黄帝作宫室，上栋下宇栋，脊上檩也。宇，屋下檐者。以待风雨，盖取诸大壮。震为木，乾为户，震木上架，乾户下辟，栋宇以成，风雨可蔽，宫室之象也。古之葬者，厚衣之以薪，葬之中野，不封不树不封土，不树木丧朋无数无日月之数。后世圣人易之以棺椁，盖取诸大过。巽为木，乾为人，兑为孔穴，以乾人入巽木，葬于孔穴之中，棺椁之象也。上古结绳而治结绳两端，中而断之，各执一端，以为他日考信。见《史记》。后世圣人易之以书契司马贞《史记·补三皇本纪》："太皞①，庖牺，造书契，以代结绳之政。"以刀笔画木简，为文字之书。凡言有不能记者，并书志之，中分其半，予者执左，取者执右，以为异日合券之信。所谓执左券是也，是为书契。百官以治，万民以察，盖取诸夬。兑为口，为决。乾为言，为金。以乾金刻言语，代口舌决万事，书契之象也。

此上五章，以制器者尚其象也。

---

① 太皞（hào）：即伏羲。皞，古通"昊"。

昔者圣人之作《易》也，将以顺性命之理。是以立天之道，曰阴与阳；立地之道，曰柔与刚；立人之道，曰仁与义。兼三才而两之，故《易》六画而成卦。分阴分阳，迭用柔刚，故《易》六位而成章。《说卦·第二章》

此段旧本误在《说卦》。昔者圣人之作《易》也，将以顺天人性命之理性，人理。命，天理是以立天之道，曰阴与阳，五上为天，五阳上阴也。立地之道，曰柔与刚，初二为地，初刚二柔也。立人之道，曰仁与义，三四为仁，三仁四义也。卦以三画为三才，初地二人三天也。兼三才而两之，重而为六。故《易》六画而成卦。分阴分阳，各异其位初三五为阳，二四六为阴。迭用柔刚之爻，以居之，故《易》六位而成章六爻，六位。

以下言卜筮尚占之事。

《易》之为书也，广大悉备，有天道焉，有人道焉，有地道焉，兼三才而两之，故六。六者非他也，三才之道也。《系辞下传·第十章》

天地人曰三才，宇宙之大，天地人尽之矣。《易》之为书也，广大悉备。有天道焉，三也；有人道焉，二也；有地道焉，初也，是为三才。兼三才而两之，故成六位。六者非他，依旧三才之道也。上五为天，三四①为人，初二为地也。

昔者，圣人之作《易》也，观变于阴阳而立卦，发挥

---

① 三四：原作"三五"，据文义改。

于刚柔而生爻，和顺于道德而理于义，穷理尽性以至于命，叁天两地而倚数，幽赞于神明而生蓍。《说卦·第一章》

旧本此段误在《说卦》。"叁天两地"句误在"幽赞神明"句下。"幽赞神明"句误在"圣人作易"句下。

昔者圣人之作《易》也，立天之道，曰阴与阳，乃观变于阴阳而立卦，卦自天生也。立地之道，曰柔与刚，乃发挥于刚柔而生爻，爻自地起也。立仁之道，曰仁与义，仁义者，人之道德性命也。乃和顺于道德，而理于义。理，条理也。穷理尽性以至于命，所以顺性命之理也。穷理尽性至命，洞究天人，故叁天两地，而倚以立数叁天为三，两地为两，乾策二百一十六，坤策一百四十四，是乾得七十二者三，坤得七十二者两。幽赞于神明，而生其蓍法蓍，筮也。生蓍，作筮也。

天一地二，天三地四，天五地六，天七地八，天九地十。天数五，地数五，五位相得而各有合。天数二十有五，地数三十，凡天地之数，五十有五。此所以成变化而行鬼神也。《系辞上传·第九章》

天一地二，天三地四，天五地六，天七地八，天九地十。一三五七九者，天数也，故天数五。二四六八十者，地数也，故地数五。天地之数，分布五方之位，而一生一成，各有所合。一六合于水，二七合于火，三八合于木，四九合于金，五十合于土也。郑康成曰："天一生水于北，地二生火于南，天三生木于东，地四生金于西，天五生土于中，此五生数也。"然阳无耦，阴无配，未得相成也。于是地六成水于北，与天一并；天七成火于南，与地二并；地八成木于东，与天三并；天九成金于西，与地四并；地十成土于中，与天五并。而后五位已成。盖天地之数有五，即五行之数。一水天数，合地六为一匹；二火地数，合天七而为二耦；三木天数，合地八为三匹；四金地数，合天九为四耦；五土天数，合地十为五匹。故二五阴阳，各有合焉此即大衍之数，而陈希逸假之以为河图之数者，毛奇龄《仲氏易》辟之，其辞正辩。天数五，而一三五七九，其数二十五。地数五，而二四六八十，其数三十。凡天地之数，五十有又也五，即大衍之数五十也。本其数为揲筮之法，此所以成变化而行鬼神也成变化则不测，故行佹鬼神。

大衍之数五十，其用四十有九，分而为二以象两，挂一以象三，揲①之以四以象四时，归奇于扐②以象闰。五岁再闰，故再扐而后挂。《系辞上传·第九章》

衍，推衍也。大衍者，大衍天地之数，以为揲蓍之法也。大衍之数五十，即天地之数五十有五，曰五十者，蓍数五十也。蓍草五十茎，而其用止四十有九，揲蓍之法，先舍其一也。天地之数，五十有五，以四十九数为揲蓍之用，而虚其六数以备卦之六位，所谓蓍圆而卦方也。分而为二以相两，以四十九蓍两分左右，以象两仪。未分为太极，已分为两仪。舍一而分二者，老子所谓"道生一，一生二"也。挂一以象三，任取两中一蓍，挂于左手小指四指之间，与两分之蓍，配而为三，以象三才也。揲之以四，

---

① 揲（shé）：按定数更迭数物，分成等分。古代多用于数蓍草占卦，以卜吉凶。

② 扐（lè）：古代数蓍草占卜，将零数夹在手指中间称"扐"。

以象四时，左手取左半之策，右手四四数而置之，右手取右半之策，左手四四数而置之，以象四时也。归奇于扐以象闰，四数之余，必有奇分零数，归其所揲，四四之余数于扐，左手之策扐于三四两指之间，右手之策扐于二三两指之间，以象闰月也。闰，余也。每岁三百六十六日，气盈六日，朔虚六日，余十二日。一岁止得三百五十四日，积三岁卅六日，以一月为闰，尚余六日，五岁再闰，故再扐而后挂。五岁之中，凡余六十日，再置闰月，三岁一闰，尚余六日。益以二岁二十四日，合前六日，正一月，故再闰，故再扐，以象再闰。揲著之法，左右二策，各一揲一扐同扐，合计两手之策，凡二揲二扐，两分一挂，再扐，是为五节。以应五岁再闰，乃取奇扐所合而并数之统左右所余，合之挂一。或五或九，奇偶之数见焉四五为奇，八九为偶，以五止一四，九有二四也。此一变也。而后再挂以为再变，再变分挂揲扐，一如初法。但曰挂者，以挂一而概余法也。三变成而一爻定焉。合三变所余观之，三奇为老阳，三偶为老阴。老则当变，二奇一偶为少阴，二偶一奇为少阳。此即一阳为男，一阴为女之例也。

是故四营而成《易》，十有八变而成卦。八卦而小成，引而伸之，触类而长之，天下之能事毕矣。《系辞上传·第九章》

揲之以四，是为四营，是故以四数营之营，经营也。变生奇偶而成《易》象，一爻三变，一卦六爻。三六十有八变，而成一卦。凡成八卦，是为小成。引而伸之，触类而长之，六十四卦皆成，天下之能事毕矣。

乾之策，二百一十有六。坤之策，百四十有四。凡三百有六十，当期之日。二篇之策，万有一千五百二十，当万物之数也。《系辞上传·第九章》

乾阳数九，以揲四之数乘之，四九三十六，此乾爻之策也，策著也。乾有六爻，三六一百八十，六六三十六，合得二百一十六策。坤阴数六，以揲四之数乘之，四六二十四，此坤爻之策也。坤有六爻，二六一百二十，四六二十四，合得一百四十四策。计乾坤所得之数，凡三百有六十，以当一期之日数—岁日数三百六十。合上下二经六十四卦，三百八十四爻，阴阳相半，阳爻一百九十二，每爻三十六，得六千九百一十二策。阴爻一百九十二，每爻二十四，得四千六百八策，共计万有一千五百二十策，以当万物之数也。

是故，法象莫大乎天地，变通莫大乎四时，悬象著明莫大乎日月，崇高莫大乎富贵。备物致用，立象成器以为天下利，莫大乎圣人。探赜索隐，钩深致远，以定天下之吉凶，成天下之亹亹者，莫大乎著龟。《系辞上传·第十一章》

荀悦《汉纪》："立象成器。"今本脱"象"字。法象照垂，莫大乎天地仰观象于天，俯观法于地。变通环转，莫大乎四时。悬象著明，莫大乎日月。品位崇高，莫大乎富贵。物备致用，立象成器，以为天下之利，莫大乎圣人。探赜索隐，钩深致远，以定天下之吉凶，成天下之亹亹者，莫大乎著龟。著龟者，备物致用，立象成器之大者，而得之大衍之数，此大衍之所以为大者也。

是故天生神物，圣人则之。天地变化，圣人效之。天垂象，见吉凶，圣人象之。河出图，洛出书，圣人则之。《易》有四象，所以示也。系辞焉，所以告也。定之以吉凶，所以断也。《系辞上传·第十一章》

定天下之吉凶，莫大乎蓍龟。蓍龟者，天生神物也，而圣人则之。天地变化，而圣人效之。天垂象_{吉凶之象垂之于天}，见吉凶，而圣人象之。河出图，洛出书，_{河出龙图，洛出龟书}，而圣人则之_{以蓍龟则之所谓莫大乎圣人也}。《易》有四象_{吉凶悔吝}所以示吉凶之几也，系之辞焉，所以告吉凶之兆也。定之以吉凶，所以断天下之疑也。

是故蓍之德圆而神，卦之德方以知，六爻之义易以贡。圣人以此洗心，退藏于密，吉凶与民同患。神以知来，知以藏往，数往者顺，知来者逆。是故易逆数也。是以明于天之道，而察于民之故，是兴神物以前民用。圣人以此斋戒以神明其德，其孰能与于此哉？古之聪明睿知，神武而不杀者夫！《系辞上传·第十一章》《说卦·第三章》

旧本"数往者顺"三句误在《说卦》。"其孰能与于此哉"三句误在"知以藏往"下。蓍之法圆而神，蓍以七为数，七七四十九，其数奇，奇则圆，圆乃神也。卦之德方以智，卦以八为数，八八六十四，其数偶，偶则方，方乃智也。以圆蓍成方卦，六爻之义。变易以贡_{告也}圣人以此洗心，退藏于密，洞其吉凶，与民同患，非有私也。蓍圆而神，神以知来，卦方以智，智以藏往，数往者顺以推之，知来者逆以测之，是故易逆数也。得其逆数，精于知来。

是以明于天之道，而察于民之故，是兴神物以前民用。

民用在后，而蓍龟前之，前之者逆也。圣人以此，但事斋戒以神明其德，老子所谓无为而无不为也。蓍德卦德，皆归于圣人，其德普天，其孰能与于此哉。惟古之聪明睿知，神武而不杀者。夫盖民知吉凶，不罹刑罪，无可杀者，是以不杀。夫武以止乱，今乱止而不用杀，是谓神武，是谓神明其德也。

此上十章言以卜筮者尚其占也。

《易》之为书也，原始要终，以为质也。六爻相杂，惟其时物也。《系辞下传·第九章》

卦有初上，初为始，上为终。《易》之为书，原始要终，备究六爻以为质也质证。六爻相杂，一爻有一爻之时，一爻之物。如乾之潜见飞跃，是其时也；龙马金玉，是其物也。吉凶相悬者，惟其时物之不一也。

道有变动，故曰爻。爻有等，故曰物。物相杂，故曰文。文不当，故吉凶生焉。《系辞下传·第十章》

道有变动，故曰爻，刚柔相易而六爻见也。爻有等，故曰物。其时不同，其物非一也。物相杂，故曰文。贵贱小大，相错而成文也。文不当，故吉凶生焉。居非其位，故生吉凶也。

其初难知，其上易知，本末也。初辞拟之，卒成之终，若夫杂物撰德，辨是与非，则非其中爻不备。《系辞下传·第九章》

凡卦其初难知，其上易知，以初为本，上为末，本隐而未显也。盖初辞拟之，揆度吉凶，几兆未显。及其卒也，则成之终爻，其象显矣。若夫杂物象以撰卦德撰，著述也，辨其是之与非，则非其中爻不备。中爻，互卦之象也。上下六爻，但具两正。其中四爻，又以两互而成两卦，不可不察也。王弼背经，不用互卦，后世陋儒遂谓《易》无互体，妄矣。

二与四，同功而异位，其善不同。二多誉，四多惧，近也。柔之为道，不利远者，其要无咎，其用柔中也。《系辞下传·第九章》

二与四，所谓中爻之互卦也。若以正卦论之，则同功而异位。二四皆阴，故同功。二得中，三失中，故异位。位殊则其善恶不同。二多誉，得中也。四多惧，近五也。五为得位，柔之为道，宜比附尊位。不利远者，其有地远而其要无咎者要终，其用柔中也，六二诸爻是矣①。

三与五同功而异位，三多凶，五多功，贵贱之等也。其柔危，其刚胜也。《系辞下传·第九章》

三与五，亦中爻之互卦也。若以正卦论之，亦同功而异位。三五皆阳，故同功。三失中，五得中，故异位。三多凶，失中也。五多功，得中也。是其贵贱之等也。多凶之位，柔则益危，其刚爻稍盛耳。

噫，亦要存亡吉凶，则居可知矣。知者观其彖辞，则

---

① 矣：原作"已"，据本卷文例改。

思过半矣。《系辞下传·第九章》

《易》者，原始要终，以为质也。要而观之，正互之爻，推其存亡吉凶，则居然可知矣。若夫智者殊不事此，但观其象辞，知一卦之大义，则思过半矣。

此上六章，言六爻正互之义。

《易》之为书也，不可远，为道也屡迁，变动不居，周流六虚，上下无常，刚柔相易，不可为典要，唯变所适。《系辞下传·第八章》

《易》之为书也，不可远也不可求之于远其为道也，屡迁变动而不居，周流于六虚六爻之位，奇偶无定，故曰六虚。上下每无常，刚柔恒相易，不可以为典要，惟变通所适耳。

初率其辞，而揆其方，即有典常，苟非其人，道不虚行。《系辞下传·第八章》

六爻之位，其初难知，其上易知。当其初也，率其辞而揆其方揆方，所问之方变化无常，未易测也。至其既也，六位已定，则有典常。大略相似，可以尽知矣。如上九上六，位穷致灾，此征兆之显明者也。所谓不可为典要，亦可为典常，但苟非其人，则道不虚行，非聪明睿，莫究其义也。

八卦以象告，爻彖以情言，刚柔杂居，而吉凶可见矣。变动以利言，吉凶以情迁。是故爱恶相攻而吉凶生，远近相取而悔吝生，情伪相感而厉害生。凡易之情，近而不相得则凶，或害之，悔且吝。《系辞下传·第十二章》

八卦以其象告，爻彖以其情言。刚柔杂居，善恶分呈，而吉凶可见矣。卦之变动以利言，变有厉害，随爻而言也。爻之吉凶以情迁，情有吉凶，逐位而迁也。是故六爻加临，爱则情合，恶则情违。爱恶相攻，故生吉凶。近有相得不相得，远有相应不相应。远近相取故生悔吝。情实也则有孚，伪则不位。情伪相感，故生厉害凡易之情，近易相得。近而不相得，则凶。若或害之，则害且吝矣。

此上三章，言刚柔变动之义。

阳卦多阴，阴卦多阳，其故何也？阳卦奇，阴卦偶。其德行何也？阳一君而二民，君子之道也。阴二君而一民，小人之道也。《系辞下传·第四章》

阳为君，阴为民。一君而二民，震坎艮是也。阴二君而一民，巽离兑是也。阳为君子，阴为小人。阳以一君统二民，君子得志，是君子之道也。阴以一民承二君，小人得志，是小人之道也。

此一章，言阴阳贵贱之义。

《易》之兴也，其于中古乎。作《易》者，其有忧患乎。《系辞下传·第七章》

《易》之兴也，其于中古商周之际乎？作《易》者，其有忧患之心乎？文王囚于羑里，躬蒙大难，忧患之极，而衍《周易》也。

其称名也，杂而不越，于稽其类，其衰世之意耶。《系辞下传·第七章》

其称名也，托物以寄言，杂矣而不越乎义。于以考稽其类，其衰世之意耶？盖所称述援引之类，多隐讳故也。

其称名也小，其取类也大，其旨远，其辞文，其言曲而中，其事肆而隐，因贰以济民行，以明失得之报。《系辞下传·第六章》

其称名也虽小，取类也则大，其旨正远，其辞至文，其言委曲而深中，其事宏肆而幽隐，因其疑贰以济民行，以明失得之报应也《易》可以决疑，贰而定吉凶，吉凶即得失也。

是故，履，德之基也；谦，德之柄也；复，德之本也；恒，德之固也；损，德之修也；益，德之裕也；困，德之辨也；井，德之地也；巽，德之制也。《系辞下传·第七章》

履则有礼，德之基也。谦则不应，德之柄也。复则不迷，德之本也。恒则可久，德之固也。损则必益，德之修也。益则日进，德之裕也。困则必反，德之辨也，井则善养，德之地也。巽则志行，德之制也。

履，和而至；谦，尊而光；复，小而辨于物；恒，杂而不厌；损，先难而后易；益，长裕而不设；困，穷而通；井，居其所而迁；巽，称而隐。《系辞下传·第七章》

履，和而至，礼以和贵，而实至其极。谦尊而光，卑以自牧，而愈尊而光。复小而辨于物，虽一阳初来，而适当物宜。恒杂而不厌，境虽烦杂，而不改其初。损先难而后易。益长充裕，而不设施。困以穷而致通。井居其所而迁善。巽称扬而善隐。

履，以和行；谦，以制礼；复，以自知；恒，以一德；损，以远害；益，以兴利；困，以寡怨；井，以辨义；巽，以行权。《系辞下传·第七章》

履以有礼而和行，谦以不盈而制礼。复以不迷而自知，恒以可久而一德。损以得益而远害，益以日进而兴利。困以自反而寡怨，井以通达而辨义。巽以柔顺而行权。

夫《易》彰往而察来，显微而阐幽，当名而辨物，正言断辞则备矣。《系辞下传·第六章》

旧本"而微显阐幽，开而当名辨物"，文皆错误。开乃阐字之讹衍，此为正之。夫《易》彰既往而察将来，显微渺而阐幽隐，当其名而辨物类，其所寄托者不必论，即其正言以断辞者观之，则义已备矣。

以上七章，言作《易》称名之义。

《易》之兴也，其当殷之末世，周之盛德耶？当文王与纣之事耶。是故其辞危，危者使平，易者使倾。其道甚大，百物不废。惧以终始，其要无咎，此之谓易之道也。《系辞下传·第十一章》

《易》之兴也，其当殷之末世，周之盛德耶？当文王与纣之事耶？柔顺文明，以蒙大难，是故其辞危，危者使之平。其辞易，易者使之倾。虑祸深远，不敢直言，故言曲而旨远也。其道甚大，百物皆备而不废，而惧以终始，其要无咎要终，此之谓《易》之道也。

其出入以度，外内使知惧，又明于忧患，故无有师保，

如临父母。《系辞下传·第八章》

此段旧本误在"不可为典要，唯变所适"下。其往来出入，必以法度，外卦内卦，使知恐惧，如乾卦九三之惕，九四之疑是也。又明于忧患，戒惧靡宁，故无有师保当前，而如临父母在上，非事暴君，而遭拘囚，何以至此。

将叛者其辞惭，中心疑者其辞枝，吉人之辞寡，躁人之辞多，诬善之人其辞游，失其守者其辞屈。《系辞下传·第十二章》

将叛者其辞惭恧，中心疑者其辞枝蔓。吉人之辞寡少，躁人之辞繁多，诬善之人其辞游移，失其守者其辞桡屈。言为心声，观人者必以其辞。今系易之辞，危者平之，易者倾之，此岂无故而云然乎，盖其忧患深矣。

此上三章，言系辞危惧之心。

卷八

文言传上

乾

乾元者，始而亨者也。利贞者，性情也。乾始能以美利利天下，不言所利，大矣哉！

此孔子释文王之言，故曰《文言》梁武帝误以为文王所作。元，始也。乾元亨者，始而亨者也，由始而至亨。利贞者，生物之性情也。乾之始能以美利利天下，而不言所利，大矣哉。《彖传》所谓"大哉乾元"也。

大哉乾乎！刚健中正，纯粹精也。六爻发挥，旁通情也。时乘六龙，以御天也。云行雨施，天下平也。

大哉乾乎，于重乾见其刚健，于二五见其中正。但有阳刚，而无阴柔，纯粹而精也。六爻各有发挥，旁通万物之情也。六位时乘，时乘六龙以御天也。云行雨施，品物流行而天下平也。

元者，善之长也；亨者，嘉之会也；利者，义之和也；贞者，事之干也。君子体仁足以长人，嘉会足以合礼，利物足以合义，贞固足以干事。君子行此四德者，故曰乾元亨利贞。

一岁之气始于春。元者，善之长也，四德之首。亨于夏，亨者嘉之会也，休嘉之会。利于秋，利者义之和也和，调剂也。因时制宜，有调剂意。贞于冬，贞者，事之干也干，本也。四德在天，君子法之。体仁足以长人，嘉会足以合礼，利物足以合义，贞固足以干事，君子行此四德者，故曰乾元亨利贞。元亨利贞，天德也。君子行之，即人道也。在天为元亨利贞，在人为仁义礼智，天人相合，二而一也四德不及信，信属土，土旺四季，无专位也。然信虽无专位，要皆以信终之。若无信，四德卒不能成也。

初九曰潜龙勿用，何谓也？子曰：龙德而隐者也。不易乎世，不成乎名，遁世无闷，不见是而无闷。乐则行之，忧则违之，确乎其不可拔，潜龙也。君子以成德为行，日可见之行也。潜之为言也，隐而未见，行而未成，是以君子弗用也。

初九曰潜龙勿用，是以龙德而隐处者，伏处草野，而不易乎世易，治也。沦落风尘，而不成乎名。以至山林啸歌，遁世无闷，甚且乡党谪言，不见是而无闷，乐则行之，忧则违之，操志坚贞，确乎其不可拔，是为潜龙也。君子以成德为行，德成则行成，行成则人见，日可共见之行也。潜之为言也，隐而未见，行而未成，正当幽明之时，是以君子弗用也。

九二曰：见龙在田，利见大人，何谓也？子曰：龙德而正中者也。庸言之信，庸行之谨，闲邪存其诚，善世而不伐，德博而化。君子学以聚之，问以辩之，宽以居之，仁以行之。《易》曰见龙在田，利见大人，君德也。

九二见龙在田，利见大人，二五为正中，此亦龙德而居正中者也。方在田野，修德俟时，庸常也言之信，庸行之谨，闲邪遏欲，而惟存其诚，善世宜民，而不伐其能，德博而人自化，是谓见龙也。君子斋以聚之，而传其文；问以辨之，而研其理；宽以居之，而裕其量；仁以行之，而普其德。《易》曰见龙在田，利见大人，此君德也。

九三曰：君子终日乾乾，夕惕若厉，无咎。何谓也？子曰：君子进德修业，忠信所以进德也，修辞立其诚，所以居业也。知至至之，可与几也，知终终之，可与存义也。是故居上位而不骄，在下位而不忧。九三重刚而不中，上不在天，下不在田，故乾乾因其时而惕，虽危无咎矣。

九三君子终日乾乾，夕惕若厉，无咎。此以下乾之终，接上乾之始，处多凶之位，正君子进德修业之时，忠信所以进德也。修辞立其诚，所以居业也。三位为至极也，知其至，而以不至者至之，可与言几也。三位为终，知其终而以保终者终之，可与存义也。三处下卦之上，上卦之下，是故居上位而不骄。在下位而不忧，九三介二乾之间，重刚而不中，五上为天，而上不在天。初二为田，而下不在田，过时失位，故以乾承乾，而生警惕，虽危厉，无咎矣。

九四曰：或跃在渊，无咎。何谓也？子曰：上下无常，非为邪也。进退无恒，非离群也。君子进德修业，欲及时也。故九四重刚而不中，上不在天，下不在田，中不在人，故或之。或之者、疑之也，故无咎。

九四或跃在渊，无咎，何谓也？子曰，以位有上下，上下无常，而总非为邪也。地有进退，进退无恒，而总非离群也。君子进德修业，而正欲及时也，何疑之有。九四以上乾而接下乾，重刚而不中，上不在天，下不在田，而且中不在人，三四人位，四又过三，三位俱失，故欲进而或之。或之者，疑之也。疑则不至冒进，故无咎。

九五曰：飞龙在天，利见大人。何谓也？子曰：同声相应，同气相求。水流湿，火就燥，云从龙，风从虎，圣人作而万物睹。本乎天者亲上，本乎地者亲下，则各从其类也。夫大人者，与天地合其德，与日月合其明，与四时合其序，与鬼神合其吉凶，先天而天弗违，后天而奉天时。天且弗违，而况与人乎？况与鬼神乎？

九五飞龙在天，利见大人，何谓也。子曰：以凡物同声则相应，同气则相求，水润而流湿，火炎而就燥，云起而从龙，风生而从虎，圣人一作而万物皆睹，盖本乎天者亲上，本乎地者亲下，则各从乎其类也。夫大人者，与天地合其德，与日月合其明，与四时合其序，与鬼神合其吉凶，先天而天意弗违，后天而能奉天时，是亦与天为类也，故有从而无违，天且弗违，而况于之戴天者乎，况于鬼神之承天者乎，则其在天而利见，不亦宜乎。

上九曰：亢龙有悔，何谓也？子曰：贵而无位，高而无民，贤人在下位而无辅，是以动而有悔也。亢之为言也，知进而不知退，知存而不知亡，知德而不知丧，其惟圣人乎！知进退存亡，而不失其正者，其惟圣人乎！

上九曰亢龙有悔，何谓也。子曰：以五为尊位，过中则贵而无位。初为民，失位，则高而无民，二三四诸君子皆贤人也。又在下位而无辅，是以动而有悔也。亢之为言也，知进而不知退，知存而不知亡，知得而不知丧也。其惟圣人乎，知进退存亡，而不失正道者，其惟圣人乎，圣人知用九者也。

潜龙勿用，阳气潜藏。见龙在田，天下文明。终日乾乾，与时偕行。或跃在渊，乾道乃革。飞龙在天，乃位乎天德。亢龙有悔，与时偕极。乾元用九，乃见天则。

潜龙勿用，阳气潜藏，而未见也。见龙在田，由隐之显，天下文明之候也。终日乾乾，值失中之时，与时偕行也。或跃在渊，是乾道乃革，以行健之性，而为进退，迟疑之象也。飞龙在天，以天德而居天位，乃位乎天德也。亢龙有悔，地尽位穷，与时偕极也。乾元用九，自贞而元，乃见天则也。

潜龙勿用，下也；见龙在田，时舍也；终日乾乾，行事也；或跃在渊，自试也；飞龙在天，上治也；亢龙有悔，穷之灾也。乾元用九，天下治也。

潜龙勿用，位在下也。见龙在田，其时暂舍于此也。终日乾乾，行其进德修业之事也。或跃在渊，欲进未进，疑而自试也。飞龙在天，居上而出治也。亢龙有悔，位穷之灾也。乾元用九，以乾元而用九，天下治也。

坤

坤至柔而动也刚，至静而德方，后得主而有常，含万物而化光。坤道其顺乎，承天而时行。

坤至柔也，而生物之机，其动也刚，至静也，而成物之力，其德则方，后得主而有其常，含万物而化自光，其刚其方，其常其光，皆其顺承天行者，坤道其顺乎，承天而时行也。

积善之家，必有余庆；积不善之家，必有余殃。臣弑其君，子弑其父，非一朝一夕之故，其所由来者渐矣，由辨之不早辨也。《易》曰履霜、坚冰至，盖言顺也。

初六履霜坚冰至，以积善之家，必有余庆，非一日所能致也。积不善之家，必有余殃，非一日所能招也。凡臣弑其君，子弑其父，非一朝一夕之故，其积恶之所由来者渐矣，由辨之于乱成，而不早辨于祸始也。《易》曰履霜坚冰至，盖言顺也。顺者，驯也。小象所谓驯致其道也。

直其正也，方其义也。君子敬以直内，义以方外，敬义立而德不孤。直方大不习无不利，则不疑其所行也。

六二直方大，不习无不利。二为中，中则正，直者以其正也。二为阴，阴主义阳主仁，阴主义。方者以其义也义主裁制，裁制则方。正，即敬也。君子敬以直其内，义以方其外，敬义立而德不孤，是以大也。直方大，不习无不利。敬义立而人悦从，则不疑其所行也。

阴虽有美，含之。以从王事，弗敢成也。地道也，妻道也，臣道也。地道无成，而代有终也。

六三含章可贞，或从王事，无成有终，以三位失中，阴虽有美，含之以从王事，弗敢成也。是以无成，此地道也，妻道也，臣道也。地道无成，而代天有终也，三居下卦之终也。

天地变化，草木蕃。天地闭，贤人隐。《易》曰括囊，无咎无誉，盖言谨也。

六四括囊无咎无誉。天地变化，草木亦蕃。天地闭塞，则贤人亦隐，祸乱方殷，显不如晦，《易》曰括囊无咎，无誉，盖言谨也。

君子黄中通理，正位居体，美在其中，而畅于四支，发于事业，美之至也。

六五黄裳元吉，以君子黄中而通其文理，正位以居其身体六五正位，美在其中，而畅达于四支，发扬于事业，较之有美含章，美之至也。

阴疑于阳必战，为其嫌于无阳也，故称龙焉。犹未离其类也，故称血焉。夫玄黄者，天地之杂也。天玄而地黄。

上六龙战于野，其血玄黄，以坤卦阳败阴盛，上六阴穷，亦疑于阳气之复疑，似是之意也。阳与之争，必战，为其六爻纯阴，嫌于无阳也。而阴极阳复，故称龙焉。血，阴类，犹未离其类也，故称血焉。玄黄者，天地之杂也。天玄而地黄，其血玄黄，阴阳俱伤也。

文言传下

否

子曰：危者，安其位者也；亡者，保其存者也；乱者，有其治者也。是故，君子安而不忘危，存而不忘亡，治而不忘乱，是以身安而国家可保也。《易》曰其亡其亡，系于苞桑。

否之九五，其亡其亡，系于苞桑，非危不安，危者，所以安其位者也，非亡不存。亡者，所以保其存者也，非乱不治，乱者，所以有其治者也。是故君子恐其危也，虽安而不忘危，恐其亡也，虽存而不忘亡，恐其乱也，虽治而不忘乱，是以身安而国家可保也。《易》曰其亡其亡，系于苞桑，是其因亡而保存者矣。

同人

同人，先号咷而后笑。子曰：君子之道，或出或处，或默或语，二人同心，其利断金。同心之言，其臭如兰。

同人九五，同人，先号咷而后笑。大师克相遇，君子之道，或出或处，或默或语，必与人同，凡二人同心，其利可以断金。同心之言，其臭可以如兰。同则不异，其势然也。

大有

《易》曰自天祐之，吉无不利。子曰：祐者，助也。天之所助者，顺也；人之所助者，信也。履信思乎顺，又以尚贤也。是以自天祐之，吉无不利也。

大有上九，"自天祐之，吉无不利"。祐，同佑，助也，天之所助者，顺也；人之所助者，信也。离以中虚为信，上九则履其信，离以丽坤为顺坤爻，丽于乾中，上九则思其顺，履信思乎顺，又以尚贤也。贤人在下，而上九尚之谓九三，是以自天祐之，吉无不利也。

谦

劳谦君子，有终吉。子曰：劳而不伐，有功而不德，厚之至也，语以其功下人者也。德言盛，礼言恭，谦也者，致恭以存其位者也。

谦之九三，"劳谦君子，有终吉"，身劳而不伐，有功而不德，厚之至也，言以其功下人者也。凡论德必言盛，论礼必言恭，谦也者，盛德及人，而致恭以存其位者也。

豫

子曰：知几其神乎？君子上交不谄，下交不渎，其知几乎，几者动之微，吉之先见者也，君子见几而作，不俟终日。《易》曰介于石，不终日，贞吉。介如石焉，宁用终日，断可识矣，君子知微知彰，知柔知刚，万夫之望。

豫之六二，"介于石，不终日，贞吉"。知几其神乎？君子上临九四，而其交不谄，下乘初六，而其交不渎，其知几乎，几者动之微，吉凶之先见者也，君子见几而作，不俟终日。《易》曰介于石，不终日，贞吉。前阻艮阳，所介于石焉，宁用终日，断可识矣，君子知微知彰二微四彰，知柔知刚二柔四刚，所谓万夫之望也。

噬嗑

子曰：小人不耻不仁，不畏不义，不见利不劝，不威不惩，小惩而大诫，此小人之福也。《易》曰履校灭趾，无咎，此之谓也。

噬嗑初九，"履校灭趾，无咎"，小人不耻，身之不仁，不畏己之不义，不见利不劝，不遇威不惩，小惩而大诫，终免重刑，此小人之福也。《易》曰履校灭趾，无咎，此之谓也。

善不积，不足以成名；恶不积，不足以灭身。小人以小善为无益，而弗为也，以小恶为无伤，而弗去也，故恶积而不可掩，罪大而不可解。《易》曰何校灭耳，凶。

噬嗑上九，"何校灭耳，凶"，善不积不足以成名，恶不积不足以灭身，小人以小善为无益弗为也，遂无片善，以小恶为无伤而弗去也，遂成巨恶，故恶积而不可掩，罪大而不可解，以致名败而身亡，《易》曰何校灭耳，凶，此之谓也。

复

子曰：颜氏之子，其殆庶几乎？有不善未尝不知，知之未尝复行也。《易》曰不远复，无祗悔，元吉。

复之初九，"不远复，无祗悔，元吉"。颜氏之子颜渊，其殆庶几乎？有不善尝复不知，知之未尝复行也，所谓不二过者。《易》曰不远复，无祗悔，元吉，此之谓也。

大过

藉用白茅，无咎。子曰：苟错诸地而可矣。藉之用茅，何咎之有？慎之至也。夫茅之为物薄，而用可重也。慎斯术也以往，其无所失矣。

大过初六，"藉用白茅，无咎"。苟有明信，既错诸地而可矣，况藉之用茅，何咎之有？此慎之至也。夫茅之为物薄，而用可重也。包茅缩酒，王祭是赖，慎斯术也以往，凡事如此，其无所失矣。

咸

憧憧往来，朋从尔思。子曰：天下何思何虑？天下同归而殊途，一致而百虑，天下何思何虑？日往则月来，月往则日来，日月相推而明生焉。寒往则暑来，暑往则寒来，寒暑相推而岁成焉。往者屈也，来者伸也，屈伸相感而利生焉。尺蠖之屈，以求伸也。龙蛇之蛰，以存身也。精义入神，以致用也。利用安身，以崇德也。过此以往，未之或知也。穷神知化，德之盛也。

咸之九四，"贞吉，悔亡，憧憧往来，朋从尔思"，天下何思何虑？天下事同归而殊途，一致而百虑致，至也，途有远近，要归于同；虑有巧拙，期致于一。及得同归，而臻一致。而途之远近，虑之巧拙，则有数存焉，莫非天也。天下何思何虑？是其中往来屈伸之数也。憧憧何用，日往则月来，月往则日来，日月相推而明生焉。寒往则暑来，暑往则寒来，寒暑相推而岁成焉。其往者屈也，其来者伸也，屈伸相感而利生焉万物生成于屈伸之中，是其利也。屈伸者，消长循环之理也。不屈则不伸，不蛰则不存。尺蠖之屈，所以求伸也。龙蛇之蛰，所以存身也。屈伸之义，微矣。精义入神，所以致用也。屈伸之用，大矣。利用安身其用攸往皆利，则身安。所以崇德也。此犹是现在之事耳，过此以往，将来之事，未之或知也。若穷神知化，洞究既往，未来，则事无过咎，是德之盛也。虽其穷神知化，究亦天地自然之符，其实何思何虑也。

解

负且乘，致寇至。子曰：作《易》者其知盗乎？负也者，小人之事也。乘也者，君子之器也。小人而乘君子之器，盗思夺之矣！上慢下暴，盗思伐之矣！慢藏诲盗，冶容诲淫，《易》曰负且乘，致寇至，盗之招也。

解之六三，"负且乘，致寇至，贞，吝"，子曰："作《易》者其知盗乎？负荷者，小人之事也。乘车者，君子之器也。小人而乘君子之器，盗思夺之矣！为国者上慢而下暴，盗思伐之矣！慢藏适以诲盗，冶容适以诲淫，《易》曰负且乘，致寇至，盗之招也。

公用射隼于高墉之上，获之无不利。子曰：隼者，禽也；弓矢者，器也；射之者，人也。君子藏器于身，待时而动，何不利之有？动而不括，是以出而有获，语成器而动者也。

解之上六，"公用射隼于高墉之上，获之无不利"。欲善其事，必利其器，隼者，禽也，弓矢者，器也，射之者，人也。君子藏器于身，待时而动，动则当机，何不利之有？

动而不括拘碍也，是以出而有获，此言夫成器而后动者也。

损

天地絪缊，万物化醇，男女构精，万物化生，《易》曰三人行，则损一人；一人行，则得其友。言致一也。

损之六三，"三人行，则损一人；一人行，则得其友"，一者万物之根，天地絪缊，万物化醇，天地之致一也。男女构精，万物化生，男女之致一也。《易》曰三人行，则损一人；一人行，则得其友，言其致一也。

子曰：君子安其身而后动，易其心而后语，定其交而后求，君子修此三者，故全也，危以动，则民不与也，惧以语，则民不应也，无交而求，则民不与也，莫之与，则伤之者至矣。《易》曰莫益之，或击之，立心勿恒，凶。

益之上九，"莫益之，或击之，立心勿恒，凶"，君子安其身而后动，易平也其心而后语，定其交而后求，君子修此三者，故事得成全也，乘危以动，则民不与也，恐惧以语，则民不应也，无交而求，则民不与也，莫之与，非但不与而已，则伤之者至矣，《易》曰莫益之，或击之，立心勿恒，凶。

困

《易》曰困于石，据于蒺藜，入于其宫，不见其妻，凶。子曰："非所困而困焉，名必辱。非所据而据焉，身必危。既死期将至，妻其可得见耶？"

困之六三，"困于石，据于蒺藜，入于其宫，不见其妻，凶"，前承九四，困于石也，非所困而困焉，名必辱。后乘九二，据于蒺藜也，非所据而据焉，身必危，以多凶之位，而前后失所，死期将至，妻其可得见耶？

鼎

子曰：德薄而位尊，知小而谋大，力小而任重，鲜不及矣。《易》曰：鼎折足，覆公𫗧，其形渥，凶。言不胜其任也。

鼎之九四，"鼎折足，覆公𫗧，其形渥，凶"，凡德薄而位尊，知小而谋大，力小而任重，鲜不及于祸矣。《易》曰鼎折足，覆公𫗧，其形渥，凶。四以公侯之任，而致凶祸，言不胜其任也。

节

不出户庭，无咎。子曰：乱之所生也，则言语以为阶。君不密，则失臣；臣不密，则失身；几事不密，则害成。是以君子慎密而不出也。

节之初九，"不出户庭，无咎"。兑为口舌，初九兑之下爻，凡乱之所由生也，则言语以为阶。君不密，则失其臣；臣不密，则失其身；几事不密，则害其成。是以君子之于言语，慎密而不出也。

中孚

鸣鹤在阴，其子和之，我有好爵，吾与尔靡之。子曰：君子居其室，出其言善，则千里之外应之，况其迩者乎，居其室，出其言不善，则千里之外违之，况其迩者乎，言出乎身，加乎民，行发乎迩，见乎远。言行君子之枢机，枢机之发，荣辱之主也。言行，君子之所以动天地也，可不慎乎。

中孚九二，"鸣鹤在阴，其子和之，我有好爵，吾与尔靡之"，感应之机最神。君子居其室，出其言善，则千里之外应之，况其迩者乎，莫不应之矣。居其室，出其言不善，则千里之外违之，况其迩者乎，莫不违之矣。盖言出乎身，而加乎民，行发乎近，而见乎迩。言行君子之枢机也，枢机之发，有善不善，是乃荣辱之主也。言行非但可以动人，此君子之所以动天地也，可不慎乎。九二互震，震为言，亦为行，故夫子于言行之发，论其感应之神。

旧本《文言上传》"舛乱无伦"，误在《系辞传》中，今为正之。

说卦传上

天地定位，山泽通气，雷风相薄，水火不相射，八卦相错。

乾天坤地，南北定位<small>乾南坤北</small>，艮山兑泽，西北东南通气<small>艮西北</small>，<small>兑东南</small>，震雷巽风，东北西南相薄<small>震东北</small>，<small>巽西南</small>，坎水离火，东西不相射<small>离东坎西。射，刑克也</small>，八方位定，则八卦相错，皆成反对，此伏羲之卦位也。

雷以动之，风以散之，雨以润之，日以暄之，艮以止之，兑以说之，乾以君之，坤以藏之。

震雷以动之，巽风以散之，坎雨以润之，离日以暄之，艮山以止之，兑泽以说之，乾天以君之，坤地以藏之。

神也者，妙万物而为言者也。动万物者莫疾乎雷，桡万物者莫疾乎风，燥万物者莫熯乎火，说万物者莫说乎泽，润万物者莫润乎水，终万物、始万物者，莫盛乎艮。故水火相逮，雷风不相悖，山泽通气，然后能变化，既成万物也。

熯、嘆同。《素问》："在天为玄，玄生神。"凡乾坤六子之化成万物，皆神之所为。神也者，妙甲万物而为言者也。震为雷，动万物者莫疾乎雷；巽为风，桡万物者莫疾乎风；离为火，燥万物者莫嘆乎火熯，乾也；兑为泽，说万物者莫说乎泽；坎为水，润万物者莫润乎水；艮为山，终万物、始万物者，莫盛乎艮伏羲卦位，艮在西北，万物之所终也；文王卦位，艮在东北，万物之所始也。水火相逮及也，雷风不相悖，山泽通气，然后能变化，既成万物也既，终也。此解上二章之义也。

帝出乎震，齐乎巽，相见乎离，致役乎坤，说言乎兑，战乎乾，劳乎坎，成言乎艮。

帝，天也。帝出乎震，一岁之始，天气至震而东出也。齐乎巽，万物至巽而皆齐也。相见乎离，万物至离而相见也。致役乎坤，万物至坤而致养也。说言乎兑，万物至兑而皆说也。战乎乾，阴阳至乾而相战也。劳乎坎，万物至坎而有劳也有成劳。成言乎艮，万物至艮而皆成也，既成终又成始，岁气于此止，既于此始，一交震位，天气又出矣。此文王卦位也。

万物出乎震，震，东方也。齐乎巽，巽，东南也。齐也者，言万物之絜齐也。离也者，明也，万物皆相见，南方之卦也。圣人南面而听天下，向明而治，盖取诸此也。坤也者，地也，万物皆致养焉，故曰：致役乎坤。兑、正秋也，万物之所说也，故曰：说言乎兑。战乎乾，乾，西北之卦也，言阴阳相薄也。坎者水也，正北方之卦也，劳卦也，万物之所归也，故曰劳乎坎。艮，东北之卦也。万物之所成终而所成始。故曰成言乎艮。

物生于天，帝出乎震，则万物亦出乎震矣。震，东方也。齐乎巽。巽，东也。齐也者，言万物之絜齐也。离也者，明也，万物茂长，至此皆相见，南方之卦也。圣人南面而听天下，向明而治，盖取诸此。坤也者，地也，地力栽培，万物皆致养焉，为万物致役，故曰致役乎坤，坤，西南也。兑，正西，秋也，收敛成实，万物之所说也，故曰"说言乎兑"。兑，西方也。战乎乾。乾，西北之卦也，阴方收而阳未藏，二气薄迫而交争，言阴阳之相薄也。坎者，水也，正北方之卦也。蛰闭封藏，劳卦也，封藏较发散为劳，万物之所归也，故曰劳乎坎。艮，东北之卦也。万物之所以成始而成终也，故曰"成言乎艮"。此解上章之意也。

说卦传下

乾天也，故称父，坤地也，故称母；震一索而得男，故谓之长男；巽一索而得女，故谓之长女；坎再索而男，故谓之中男；离再索而得女，故谓之中女；艮三索而得男，故谓之少男；兑三索而得女，故谓之少女。

乾坤六子之父母，六子者，乾坤之男女也。此下皆伏羲八卦次第也。

乾，健也。坤，顺也。震，动也。巽，入也。坎，陷也。离，丽也。艮，止也。兑，说也。

乾行健也，坤道顺也。震阳动于下也，巽阴入于初也。坎阳陷于阴也，离阴丽于阳也。艮阳升而止也，兑阴升而说也。此八卦之义也。

乾为首，坤为腹，震为足，巽为股，坎为耳，离为目，艮为手，兑为口。

此近取诸身也，以下皆八卦之象。

乾为马，坤为牛，震为龙，巽为鸡，坎为豕，离为雉，艮为狗，兑为羊。

此远取诸物也。

乾为天、为圜、为君、为父、为玉、为金、为寒、为冰、为大赤、为良马、为老马，为瘠马、为驳马、为木果。

荀氏《九家易》有"为龙，为直，为衣，为言"。《虞氏易》有"为德，为玉，为人，为神，为盈，为甲，为施，为嘉，为好"。何妥有"为刚健"。荀慈集《九家易解》十卷，陆氏作释文，其《序录》列九家名氏：京房、马融、郑玄、宋衷、虞翻、陆积、姚信、翟子玄、荀爽。《文献通考》引陈氏说，谓"汉淮南王聘明易者九人，荀爽尝为之集解"。蔡介夫云："淮南九人，撰道训二十篇，号九师易。"胡震亨云："淮南自云：九师有道训二篇，并作荀爽九家也。"

坤为地、为母、为布、为釜、为吝啬、为均、为子母牛、为大舆、为文、为众、为柄、其于地也为黑。

《九家易》有"为牝，为迷，为方，为囊，为裳，为黄，为帛，为浆，为邑，为乱"。《虞氏易》有"为理，为事，为大业，为臣，为民，为鬼，为虚，为乙，为梅，为丧，为终，为害，为死，为萃，为土，为器，为晦，为国，为署，为兕虎"。干宝有"为顺"。虞氏有"为师"。《左传》杜注有"为马"。

震为雷、为龙、为长男、为玄黄、为敷、为大途、为决躁、为苍莨竹、为萑苇。其于马也，为善鸣、为馵足、为作足，为的颡。其于稼也，为反生。其究为健，为蕃鲜。

"为长男"三字补。《九家易》有"为玉，为鹄，为鼓"吴澄："为玉"当作"圭"；"鹄"当为"鹤"。《虞氏易》有"为侯，为主，为兄，为夫，为言，为行，为乐，为出，为作，为麋鹿"。蜀才有"为喜笑"。《左传》杜注有"为木，为诸侯"。《国语》韦注有"为车"。京房论中孚曰："九二体震互震，故象鸣鹤。"鹤、鹄通字。黄鹤楼以黄鹄山得名是也吴澄说，本京房。

巽为风、为木、为长女、为绳直、为工、为白、为长、为高、为进退、为不果、为臭。其于人也，为寡发、为广颡、为多白眼、为近利市三倍。其究为躁卦。

《九家易》有"为扬，为鹤"吴澄云："鹤"当为"鸿"。《虞氏易》有"为妻，为处，为随，为鱼，为号，为包，为杞，为白茅，为舞"。

坎为水、为月，为中男，为沟渎、为隐伏、为矫輮、为弓轮。其于人也，为加忧、为心病、为耳痛、为通，为盗，为血卦、为赤。其于马也，为美脊、为亟心、为下首、为薄蹄、为曳。其于舆也，为多眚。其于木也，为坚多心。

"为中男"三字补。《九家易》有"为宫，为栋，为律，为水，为狐，为志，为业"。刺，为蒺藜，为桎梏。《虞氏易》有"为孚，为疑，为后，为蹇，为臀，为酒"。侯果有"为险"。干宝有"为法，为夜"。卢氏有"为车"。《左传》杜注有"为众"。

离为火、为日、为电、为中女、为甲冑、为戈兵。其于人也，为大腹，为乾卦。为鳖、为蟹、为蠃、为蚌、为龟。其于木也，为科上槁。

《九家易》有"为牝牛，为飞鸟"。虞氏有"为鹄，为鹤，为夏，为罔"。马融、王肃有"为矢"。侯果有"为黄牛"。何妥有"为文明"。干宝有"为昼，为斧"。《左传》杜注有"为鸟，为诸侯"。

艮为山、为少男、为小石、为径路、为门阙、为阍寺、为果蓏、为指、为狗、为鼠、为黔喙之属。其于木也，为坚多节。

"为少男"三字补。《九家易》有"为鼻，为虎，为狐"。管辂有"为面，为山"。虞氏有"为背，为皮，为尾，为求，为城，为宗庙，为笃实，为小子，为童仆，为狼"。郑玄有"为鬼，冥门"。《左传》杜注有"为言"。

兑为泽、为少女、为妾、为巫、为口舌、为毁折、为附决、为羊。其于地也，为刚卤。

《九家易》有"为常，为辅颊"。虞氏有"为妹，为小，为孔穴，为刑人"。

《汉史》，秦火后，汉初已亡。《说卦》三篇，至宣帝时，河内女子伐老屋得之，《隋·经籍志》所载亦然。但今只一篇。或云其二已亡，观汉行说《易》，多有补《传》所未备者，可验。宋儒欧阳修辈辄云非孔子之书，误矣。朱子《本义》增《九家易》文，符各节下，兹更广他儒所注，以资考索。倘再有闻见，不妨陆续入耳。旧本正有舛错，此为补数字，次序颠倒者，皆正之。

序卦传上

有天地，然后万物生焉。盈天地之间者唯万物，故受之以屯；屯者盈也，物之始生也。

旧本屯者二字，衍文。天地，乾坤也。天地设位，万物充盈。生气郁勃，曰屯。

物生必蒙，故受之以蒙。蒙者，物之稚也。

物之方生，蒙昧弱稚，未遂盛壮也。

物稚不可不养也，故受之以需。需者，饮食之道也。

物方稚弱，宜以饮食养之。

饮食必有讼，故受之以讼。

饮食男女，人之大欲存焉，此亦争斗之端，故有讼。

讼必有众起，故受之以师。师者，众也。

讼非一人事，必有众人群辈而后起。

众必有所比，故受之以比。比者，比也。
郭京本："比，亲比也。"众起必有所比附，同类则相亲也。

比必有所畜，故受之以小畜。
上"畜"字亦作"蓄"。比附必有所畜养，义难置之膜外也。

物畜然后有礼，故受之以履。履者，礼也。
末句乾注有之，今本缺。物得畜养，然后有礼，礼义生于富足也。

履而泰，然后安，故受之以泰。泰者，通也。
步履舒泰而后安适。

物不可以终通，故受之以否。
泰极则否。

物不可以终否，故受之以同人。
否极则须求人，以济艰难。

与人同者，物必归焉，故受之以大有。
善与人同众所归也。

有大者不可以盈，故受之以谦。

满则招损，故尚谦冲。

有大而能谦必豫，故受之以豫。

谦则受益，故生豫乐。

豫必有随，故受之以随。

豫顺和平，众所随也。

以喜随人者必有事，故受之以蛊。蛊者，事也。

随者悦服，必有事功。

有事而后可大，故受之以临。临者，大也。

事功既立，众所推尊，诸人皆在临莅之下，故大也。

物大然后可观，故受之以观。

大则壮观。

可观而后有所合，故受之以噬嗑。嗑者，合也。

李氏本，作噬嗑者，大观在上，众心服折，故有所合。

物不可以苟合而已，故受之以贲。贲者，饰也。

相合未可径情，故须文饰。

致饰然后亨则尽矣，故受之以剥。剥者，剥也。

剥也之剥，尽字，讹也，诚能动物，故亨。文胜其质，诚尽去，故不亨。

物不可以终尽，剥穷上反下，故受之以复。
剥极则复。

复则不妄矣，故受之以无妄。
复其本来天真，故无妄。

有无妄，然后可畜，故受之以大畜。
有无妄之心，此非小小比附而已，故可大畜。

物畜然后可养，故受之以颐。颐者，养也。
物可畜而后可养。

不养则不可动，故受之以大过。
养之深则可动，其动必有大过乎人者。

物不可以终过，故受之以坎。坎者，陷也。
动之太过，终当遇坎而止。

陷必有所丽，故受之以离。离者，丽也。
陷必有附，丽而后升。

序卦传下

有天地，然后有万物；有万物，然后有男女；有男女，
然后有夫妇；有夫妇，然后有父子；有父子，然后有君臣；

有君臣，然后有上下；有上下，然后礼义有所错。

咸，感也。男女相感，人伦之始，故咸居下经之首。

夫妇之道，不可以不久也，故受之以恒。恒者，久也。

夫妇之道，终身之托，故宜恒久。

物不可以久居其所，故受之以遁。遁者，退也。

久居其所，是知进而不知退也，故当遁退。

物不可以终遁，故受之以大壮。

屈极必伸，衰极必盛，故退遁之后，终有大壮。

物不可以终壮，故受之以晋。晋者，进也。

壮非止境，自此日进不已。盛之极者，衰之渐也。

进必有所伤，故受之以明夷。夷者，伤也。

进而不已，不知退步，故必有所伤。

伤于外者，必反其家，故受之以家人。

遇伤而反，人之常情。

家道穷必乖，故受之以睽。睽者，乖也。

家道困穷，必至乖戾。

乖必有难，故受之以蹇。蹇者，难也。

乖戾不和，必生祸难。

物不可以终难，故受之以解。解者，缓也。

祸难之久，终当解散。解者，懈也。懈者，缓也。

缓必有所失，故受之以损。

懈缓必有疏失，是以招损。

损而不已必益，故受之以益。

损极而生惩创，必受其益。福生于祸，盈生于虚也。

益而不已必决，故受之以夬。夬者，决也。

益而不已必至满溢，河水流溢，则溃决堤防。

决必有所遇，故受之以姤。姤者，遇也。

溃决而去，必有所遇。河水奔流，遇下而止也。

物相遇而后聚，故受之以萃。萃者，聚也。

有遇合相得之意，则留恋聚集。

聚而上者谓之升，故受之以升。

群相萃聚，党众援多，最易上达。

升而不已必困，故受之以困。

升而不已，莫知止足，必将遇困，天道不常盛也。

困乎上者必反下，故受之以井。

困乎上必反乎下，井其最下者，物穷则反也。

井道不可不革，故受之以革。

井久则生瘀浊，故宜改革。

革物者莫若鼎，故受之以鼎。

鼎能糜烂诸物，使之变革。

主器者莫若长子，故受之以震。震者，动也。

鼎为宗庙，重器，祭享用之。主此器者，必推长子。

物不可以终动，动必止之，故受之以艮。艮者，止也。

动极则静，理之常也。李鼎祚本"动必止之"，今本缺"动必"二字。

物不可以终止，故受之以渐。渐者，进也。

静极则动，理之常也。

进必有所归，故受之以归妹。

进而不已，必有归宿之处，是谓得其所处。

得其所归者必大，故受之以丰。丰者，大也。

得其所归者有得而无失，终至盛大。

穷大者必失其居，故受之以旅。

穷大者，必失其故居。以其舍近务远，则成去家之旅客。

旅而无所容，故受之以巽。巽者，入也。

羁旅无所容身，必有顺入之所。

入而后说之，故受之以兑。兑者，说也。

相入则浃洽而无扞格，故说。

说而后散之，故受之以涣。涣者，离也。

心说，而后泮涣自得，意思萧散，如冰消而流离也。

物不可以终离，故受之以节。

分离解散，未可过也，当有节度。

节而信之，故受之以中孚。

符节所以取信也，故中心相孚。

有其信者必行之，故受之以小过。

言必信，行必果，硁硁之节，不失大义，故多小过。

有过物者必济，故受之以既济。

有过物之能者，其事必济，所谓有志者事竟成也。

物不可穷也，故受之以未济终焉。

万物无穷，不可尽济，故以未济终焉。

杂卦传

乾刚坤柔，比乐师忧。临观之义，或与或求。

乾为阳刚，坤为阴柔。比，上坎下坤，一阳升于九五，故乐。师，上坤下坎，一阳陷于九二，故忧。失位则忧，得位则乐，物情而恶陷，其大凡也。临，上坤下兑，二阳在四阴之内，以大临小，或有所与。观，上巽下坤，四阴在二阳之下，以小观大，或有所求也。

屯见而不失其尾，蒙稚而著。_{郭京本作"稚"，别本作}"杂"，误。

屯，上坎下震，阳动于下，生机已见，而坎险在前，则生气犹郁，故不失其居，言未离其位也。蒙，上艮下坎，坎阳欲升，而外遇艮止，蒙昧稚弱，生气未畅_{蒙者，物之稚}_也。然较屯之物之始生_{序卦}，则稍为显著，盖险止曰蒙《序卦》："屯者，物之始生也。"蒙以养正，圣功之始，则夫始暗而久彰者，正在此日矣。

震，起也。艮，止也。损益盛衰之始也。

震以一阳而居二阴之下者，阳之所始也，始则起。艮以一阳而居二阴之上，上者，阳之所终也，终则止。损，上艮下兑，损益之长男而为少女，长女而为少男，盛之始也。益，上巽下震，益损之少女而为长男，少男而为长女，衰之始也。

大畜，时也。无妄，灾也。萃聚而升不来也。谦轻而豫怠也。

大畜，上艮下乾，健而能止，识时务也。无妄上乾下震，动而又健，易致灾也。萃，上兑下坤，二阳上萃，萃则聚而不散，阳已得位也。升，上坤下巽，二阳下升，升则往而不来，阳性亲上也。谦，上坤下艮，内有所止，而外守其顺，轻身以下人也。豫，上震下坤，顺居其始而动居其终，懈怠自此生也。

噬嗑，食也。贲无色也，兑见而巽伏也。随无故也，蛊则饬也。

噬嗑，上离下震，颐中有物，其象为食也。贲，上艮下离，文明以止，其象无色也，贲以白色受采，是原无色也。兑以一阴居二阳之上，上则为见也。巽以一阴居二阳之下，下则为伏也。随，上兑下震，与蛊相反，刚自上来，而居柔之下，动而为人所悦从，是以随焉，随则舍故而从新矣。蛊，上艮下巽，与随相反，刚自下上，而柔自上下，柔巽而止，是以事坏，坏则非加整饬不可矣。

剥，烂也。复，反也。

剥，上艮下坤，以一阳剥蚀于五阴之上，不至摧残不止，是将就坏烂之势也。复，坤上震下，以一阳来复于五阴之下，大有振兴之象，是物极则反之候也。

晋，昼也。明夷，诛也。井通而困相遇也。

晋，上离下坤，明出地上，是昼象也。明夷，上坤下离，明入地中，是光明伤夷，如被诛杀也宋人孙奕《示儿篇》

谓"明入地为暗，疑诛乃昧字之误"。井上坎下巽，木下水升，是通象也。困上兑下坎，泽涸无水，其相遭遇如此也。

咸，速也。恒，久也。涣，离也。节，止也。解，缓也。蹇，难也。

咸，上兑下艮，以少男而下少女，感应之最速者也。恒，上震下巽，以长男而统长女，交道之最久者也。涣，上巽下坎，风行水上，冰解冻释，涣然离散之象也。节，上坎下兑，泽上有水，流湿就下，有所节制而止也。解，震上坎下，动而出险，松缓之象也。蹇，上坎下艮，见险而止，艰难之象。

睽，外也。家人，内也。否、泰反其类也。大壮则止，遁则退也。

睽，上离下兑，二女同居，而不同志，是有乖离睽隔之意，疏外之象也。家人，上巽下离，男女正位，是有和乐亲爱之谊，内之象也。泰，上坤下乾；否，上乾下坤。两卦颠倒，反其类也。大壮，上震下乾，刚而善动，动终欲止也。遁，上乾下艮，健而能止，止遂则退也。

大有，众也。同人，亲也。革，去故也。鼎，取新也。

大有，上离下乾，柔得尊位，五阳皆从，其象众也。同人，上乾下离，柔居下位，五阳皆应，其象亲也。革，上兑下离，二女同居，实不同志，欲去其故也。鼎，上离下巽，以木巽火，烹饪是司，善取其新。小过，上震下艮，柔得中而刚失位，是过象也。中孚，上巽下兑，柔在内而刚得中，是信象也。

旅，寡亲也。丰，多故也。离上而坎下也。小畜，寡也。履，不处也。

旅，上离下艮，阳刚失位，旅寓于外，则寡亲识也。丰，上震下离，明而善动，势方丰盛，则多故旧也。离火上炎，故曰上。坎水下润，故曰下。小畜，上巽下乾，一阴得位，是为寡也。履，上乾下兑，柔履乎刚，而退让不先，是不处也。在乾下也。

需，不进也。讼，不亲也。大过，颠也。颐，养正也。渐，女归待男行也。归妹，女之终也。既济，定也。未济，男之穷也。姤，遇也。柔遇刚也。夬，决也。刚决柔也。君子道长，小人道忧也。

需，上坎下乾，以刚遇险，需以待时，是不进也。讼，乾上坎下，以险际刚，讼以遏志，是不亲也。大过，上兑下巽，本末皆弱，颠危之象也。颐，上艮下震，自求口实，养正之象也。渐，上巽下艮，女归则吉，必待男子而行也。归妹，上震下兑，以少女而从长男，是女之终也。既济，上坎下离，男女当位，是为定也。未济，上离下坎，火不交水，男之穷也。姤，上乾下巽，一阴生于五阳之下，其势渐长，以柔而遇刚之始衰也。夬，上兑下乾，以五刚而决一柔，其势必败，君子道长，小人道忧也。

道德悬解

导　读

　　道是哲学吗？不是，道是道，哲学是哲学，这是完全不同的两个概念。

　　哲学一词源于希腊文，字面意思为爱、智慧。西方哲学的基本问题是思维对存在、精神对自然、意识对物质的问题，一系列的二元对立，由此分出唯物主义与唯心主义。再一个就是我们能否认识客观世界，我们的表象及概念能否具有客观真理的意义问题。休谟、康德等公开否认或反驳认识世界的可能性，黑格尔虽然承认认识世界的可能性，反对不可知论，但仍不能正确解决现实世界的可知性问题，费尔巴哈则完全沉浸在实相之中。细研西方哲学史可知，每种哲学思想及流派都鲜明地代表社会上一定集团的利益及愿望，哲学斗争中充满党派斗争。哲学家必须依靠所代表的利益集团，并从当时社会斗争的实际出发，结合自然科学在当时的稚嫩发展，来叙述观点，著书立说。这就决定了西方哲学历经三千年，只能是一些想法的汇总与行为的摸索，还无法上升到与宗教对话的层次。

　　由于哲学的派性，一部分人极力推崇，另一部分人必然极力反对。道不是这样，道是宇宙天地万物运行的规律，由于真正的规律只有一个，它适用于所有的人，所以所有的人都认可它。这就是说道没有派性，它是所有人的。

时间上，由于人生代代无穷已，西方新一代人面临新的环境，有着新的追求与新的利益，就有新的朋友与新的敌人，于是他们就创造新的哲学来"替天行道"，实际是替自己行道。"替天行道"触犯了别的阶层的利益，别的阶层也创造出新的哲学来保护自己。于是哲学的创造就不断丰富，不断翻新，新的哲学书籍也就层出不穷。道不是这样，道叙述的是变化，变则吉凶祸福相倚伏，变则原有格局必然打破。宇宙间只有变化才是不变的，道叙述这种变化，所以道是不变的，天法道，道法自然。再过一万年，道还是这样，还是普适，它将伴随我们民族走到永远，这一点是不用怀疑的。

西方哲学不承认无，即使是唯心主义也不承认有无相生的道理。宇宙的最初是无，我们的周围充满了无，宇宙天地万物从何而来？又向何而去？实际是有从无中来，无中生有，又向无中去，有化为无。没有了无，就无法认识万事万物如环无端的运行。无的概念，也包括存在的东西。存在的东西，即使看不见、摸不着，最精确的测量也测量不到，它仍然是存在的，例如经络。

道叙述的宇宙是变化的，是协调的，它大无其外，小无其内，无边无际。迎之不见其首，顺之不见其尾。悠远而不知其始，浩荡而不知其歇。其变化，太极两仪，四象八卦，以至六十四卦，合之又缩为一点，有化为无。变中诸元紧密连接，没有空缺也没有多余，如鳞甲之森然。有无相生的叙述以气为平台，气之初生，是为太初，形之始生，是谓太始，气形质备，是谓太素。气无形，精虽小而有形，所以精是物质。气可以生克，变为物质再不能生克。物的变化都要经历生长壮老或生长化收藏，物生必死，要想不死，只有不生。

对万事万物进行观察，都离不开象，正像我们平时所做的测量都是比较测量一样，对象的分析都是采用比类取象。为了交流，我们建立了"象"的标准。对标准的使用方法就是比类取象。象标准是世界上最高级、最宽广而又最平实的标准，经典中医在交流中只能使用象标准。象是变化的、整体的、协调的。象的变化都离不开四象枢土的模型，在这个模型中，我们使用的分析方法是无限元法，而非有限元法。

如何阅读《道德经》呢？对于初次阅读《道德经》的读者来说，可从以下几章入门。

一、《道德经》一书的总义在于第一章，即：

"道可道，非常道；名可名，非常名。"可以对道进行描述，但能描述出来的都不是恒常之道。这是因为恒常之道无形无相，无法用语言进行描述。可以在认识万事万物时建立名相与概念，但这些名相与概念相对于不断变化的象来说，只是粗略、表浅的固定描述，因为只有变化才是不变的、恒常的。"无名天地之始，有名万物之母。故常无，欲以观其妙，常有，欲以观其徼。此两者，同出而异名，同谓之玄，玄之又玄，众妙之门。"在所有物质被黑洞消化以后，宇宙进入混沌与寂灭，此时无天无地，一切无极，天地由此而开始。气之初生，宇宙由无极进入太极，天地万物由此而生。所以人要自然、无欲、清静，才能观察、体会自然无为的妙理。有欲即动，出现分别，察其疆之内象，故可从"有"中去观察、体会万象的归复。上述的"始"与"母"和"妙"与"徼"，虽描述不同而皆述于道，是同样的玄妙与深远。其玄之至极，以至于无法想象、无法描述，它是宇宙天地万物变化各种奥妙的总出处。

二、《道德经》一书的核心在第五章，即：

"致虚极，守静笃。万物并作，吾以观其复。夫物芸芸，各归其根，归根曰静，静曰复命，复命曰常，知常曰明。不知常，妄作凶。知常容，容乃公，公乃王，王乃天，天乃道，道乃久，没身不殆。"

道以至无而化至有，既生天地，又生万物，是自虚而之实，自静而之动也。道家则不致其实而致其虚，不守其动而守其静。致虚之极，守静之笃。万物并作，春荣秋落，吾不视其方作，而以观其既复（即首章"欲以观其徼"义）。盖夫万物纷纭繁衍，至于收藏之际，枝叶凋零，春夏生长之气各归其根。归根曰静，静曰复命，是其返本还原，仍归无处，重到母家矣。致虚守静以观其复者，所以归根复命，培我长生久视之祖气也（此气是一身之母，大命之根，不归其根则命原不复）。复命曰常方是此道本色，知常曰明方是此心真解。不知常而妄作，必遗身之祸殃，无有不凶。知常而复，身容乃见天地之宽，身容甫至，公大始觉私竟之尽，公乃协乎王度，王乃配乎天行，天乃合乎道体，道乃久而长存，祸殃尽去，没身不殆也。

三、道家能长生久视，道修之仙灵奥秘，在第八章已全部表述出来。经典中医的根基，即中医之源也在此章表述完备。

"谷神不死，是谓玄牝。玄牝之门，是谓天地根。绵绵若存，用之不勤。"

谷神在中，先天之祖气也。人之初生，先结祖气，此气方凝，阴阳未判，混沌鸿蒙，是谓太极。阴阳之内有中气焉，中气左旋而化己土，右转而化戊土。戊己运回，阳动而升则化神魂，阴静而降则化精魄。神藏于心，精藏于肾，魂藏于肝，魄藏于肺，脏腑悉备，形体皆完，乃成为人。己土为脾，戊土为胃，中气在戊己二土之间，冲虚灵动，众妙皆含（众妙之门），是曰谷神。脾胃者，仓廪之官，赖谷气培养，使此先天之祖气不至亏败，是曰谷神。以其先天祖气之虚灵，谓之谷神；以其后天穀气之冲和，谓之穀神。其实总是中气而已，非有二也（谷与穀义异而原同，总是先天祖气所化）。人之生全在谷神，其死者谷神败也。谷神不死是谓玄牝，玄牝，母也，窍也（鸟兽之母皆曰牝，《书》称牝鸡，《易》称牝牛是也。谿谷虚空之处亦曰牝，韩诗"黄金掷虚牝"是也）。《素问》：在天为玄，玄生神。此窍中有谷神，故曰玄窍。精神血气皆自此生，是乃一身之母（无为天地之始，亦为人物之始，所谓天下有始，以为天下母者，天人所同也）。不曰玄谷而曰玄牝者，以其中虚如谷而有含生化之妙也（谷言其虚，牝言其虚，空而能生化，既为玄窍，又为玄母，故曰玄牝，所谓玄之又玄，众妙之门即是此义）。此上为天，此下为地，而究其根原，玄牝之门是为天地之根。盖阳自此门而升，阴自此门而降（己土左旋则此门开，开则阳升，戊土右转则此门阖，阖则阴降，阖开之权全在此门，故九地之阳不至下陷，九天之阴不至上逆也）。积阳则为天，积阴则为地，

道德悬解

故玄牝之门乃阳升阴降之关，生天生地之本，所谓无名天地之始也。道家铅自此升，汞自此降，长生久视之原，于此在焉。是当绵绵若存，用之不勤，鹤胎龟息，复命归根，长养谷神，以培先天，祖气盛大则久而长存，仙灵奥秘尽于此矣。

四、在领悟道的总义、道的核心、道的长生久视之原，以及道修的仙灵奥秘之后，对于君子如何看待客观事物，如何修心，如何齐家、治国、平天下方面，《道德经》中有较大篇幅的论述。

《道德经》与《易经》是人生立世必读之书，就像空气之于呼吸，须臾不可离；就像阳光之于生命，唯有它可照耀、温暖一生的征程。

任启松　黄小龙

2024 年 5 月于北京

目　　录

道德悬解

道
德
是
解

自 叙

桓谭有云：老聃著《道德》五千文，后世好之者以为过于五经，自汉文景之君及司马迁辈，皆有是言。按，太史公论六家要指，绌阴阳、儒、墨、名、法，而崇道德，谓"儒者博而寡要，劳而少功；道家指约而易参，事少而功多"。仆读其论，以为知言。唯《道德》之文金绳启秘，玉策剖玄，其言无所不谈，凡养生、涉世、治国、用兵，以至立言修德，成功遂名，诸大事业莫不宜之。玄通微妙，深不可识，而朝闻夕得，易知易行。盖五千言中宏博澜淼，约举大要，三言而已，曰知天也，知人也，知己也。天之道，损有余而补不足，是其知天；圣人欲上人，必以言下之，是其知人；复命曰常，知常曰明，是其知己。而精举微义，一言而已：圣人抱一以为天下式。至简矣，至易矣。一者何也？天地之始也，象帝之先也，有国之母也。总之，复归于无物也。

域中有四大，道大，天大，地大，王亦大，而不外此"无"。为学日益，为道日损，损之又损，以至于无，无为而无不为矣。玄哉斯言！自有天地以来，道未有高于老子者也。然其实易行，其辞难知（史公自叙语）。注《道德》

者，《班志》① 所载邻氏、傅氏、徐氏、河上公、刘子政、严君平而后，下至魏晋齐梁，周隋唐宋，以迄元明，代有著述，不止百家，而知其辞者寥寥无人，史公之言宜其云矣。

丙子正月上元间，与澹明居士商略百家，言及五千之文，玄几奥窈。欲俟《灵枢》笺成，续为解之，今且未遑，期之来岁。澹明性爱玄虚，尤癖《道德》，请先为此注，以畅微言。在昔太上初生，因星载诞，指树为宗，莫测锺气之原，未详吹律之本，尼父闻音叹玄德之犹龙，尹公望气知大道之将隐。书罗三藏，经传二卷，青牛已驾，紫气无光。嗣此以还，忧哉杳矣，荒荒赤县，漠漠玄宗，银题雾锁，琅宇云埋。澹明诚欲扇扬玄风，远播寰海，以千古闳业付之下走，仆何敢辞？于是悉心搜研，再易玄草。起二月初一，二十日成，叙其大意，以俟明者。

乾隆二十一年二月二十一日东莱黄元御撰

---

① 班志：即班固所著《汉书·艺文志》

大　要

经文简错，其来久矣。西汉河上公时已失其旧，世代湮远，章句凌乱，推求文义，半不可通。今为详细移正，考部就班，使圣经复故。

又诸家传写，互有异同，讹谬百出，难可强解，如"至誉无誉"讹至"数举无举"，至"数车无车"；"佳兵者不祥"，讹"佳兵者不祥之器"。遂使经义不通，诸家随文谬注，可笑极矣！此惟明太祖本不错。如此之类不可胜数，今博取众本，择其善者从之。

又节次颠倒，杂乱无章，太上传经未必如是。今次第伦序，使经义承接，文脉顺从。

又上经言道，下经言德，道在虚无，德兼事功，由近而远，自然之事。今言道者载之上卷，治国化民，一切立德之言载之下卷。

又经义宏博，无处不谈，凡道德、功名、天地、民物，一切大业，悉具于此。道无往而不在，非但岩栖谷饮，析微谈玄而已。诸家谓此喻道之言，附会穿凿，最为不通。今依本义阐发，使经旨明备。

上　卷

章一

道可道，非常道。名可名，非常名。无名天地之始，有名万物之母。故常无欲以观其妙，常有欲以观其徼。此两者，同出而异名，同谓之玄。玄之又玄，众妙之门。

常道，道之本色，后章所谓"复命曰常"也。道不可道言也，道如可道，即非常道；亦不可名，名如可名，即非常名常名，常道之名，后章"吾不知其名字"，叙曰："道，强谓之名曰大。"是不可名也。以道者恍惚窈冥，无物可言，只是一段妙理而已，未有天地之前，太虚寥廓，阴阳不分，所谓无也。无者，天地之太极。太极包含阴阳，阴阳之内有中气焉。冲虚灵妙，以至无而备万有，特未经发泄耳。此无中之真宰也此太极中间白圈，所谓众妙之门、玄牝之门，皆是此处。此处虽是无物，然实有中气在焉。未化一切形质，却是一切形质之祖，是无也非空。中气运转，阴降阳升，积阳为天，积阴为地，天地之初自此无中生化，是名天地之始也。既有天地则万物皆生，"无"化而为"有"，是名万物之母也此即道生一，一生二，二生三，三生万物之义。故常于其"无"，欲以观其化机渊涵之妙所谓众妙之门；常于其"有"，欲以观其物力归复之徼徼，边也。中国边外曰徼。外观其徼者，即后章"万物并作，吾以观其复"也。天地也，万物也，此两者同出一原皆自"无"来，而各异其名，名虽异而出则同，皆是此"无"所生化耳。此"无"之中含孕诸"有"，物物同根，此谓之玄。万物根于天地，其义玄矣。天地根于太极，其义更玄。玄之又玄，是谓众妙之门也。

章二

（原第十四章）

视之不见名曰夷，听之不闻名曰希，抟之不得名曰微。此三者不可致诘，故混而为一。其上不皦，其下不昧，绳绳兮不可名，复归于无物。是谓无状之状，无物之象，是谓恍惚。迎之不见其首，随之不见其后。执古之道，以御今之有，能知古始，是谓道纪。

视之不见，名曰夷无色；听之不闻，名曰希无声；抟之不得，名曰微无体。此三者绝其声色体状，不可致诘辩论也，故名虽不同，皆混而为一不可道也。其上不至皦明，其下不至暗昧，纵有诸名，而其实绳绳无端绳绳，浑沦无际貌，终不可名不可名也，复归于无物。是谓无状之状，无物之象，是谓恍惚。迎之而不见其首，随之而不见其后，总是一物而已。然"无"者，"有"之始也。古者无为，天地之始；今则有为，万物之母。故执古之道以御今之有临御谓有，犹处置也。能知古者，"无"为"有"始，是谓道之纪纲也。

章三

（原第二十三、第二十五章）

希言自然，有物混成，先天地生。寂兮寥兮，独立而不改，周行而不殆，可以为天下母。吾不知其名，字之曰"道"，强为之名曰"大"。大曰逝，逝曰远，远曰反。故道大，天大，地大，王亦大。域中有四大，而王处一焉。王法地，地法天，天法道，道法自然。

视之不见，名曰夷；听之不闻，名曰希。所谓希者，言其自然也。自然维何？盖有物混成，先天地生。所谓无名，天地之始也。此一无也。寂兮寥兮，独立当中而不改，周行四维而不殆，生天地而化万物，可以为天下之母。所谓天下有始，以为天下母也。吾不知其名，字之曰"道"，强为之名曰"大"。所谓名可名，非常名也。大曰逝，无往而不至；逝曰远，无处而不周；远曰反，由委而归原_{其原在中}。故道大，天大，地大，王亦大，域中有四大，而王处一焉。王法乎地，地法乎天，天法乎道，道法乎自然。自然者，希夷之真象也。

章四

（原第五十二、第三十二章）

天下有始，以为天下母。既得其母，以知其子。既知其子，复守其母，没身不殆。始制有名，名亦既有。夫亦将知止，知止所以不殆。塞其兑，闭其门，终身不勤。开其兑，济其事，终身不救。见小曰明，守柔曰强。用其光，复归其明，无遗身殃，是谓袭常。

"有"名万物之母，而"无"名天地之始。"有"化于"无"，是始为天下之母也，故天下有始以为天下母。既得其母，则天地万物皆自此生，是因以知其子矣。既知其子，而返本求原，复守其母，则没身不殆。盖"无"为天地之始，始生天地而化万物，一切名象纷纭籍出，是始制有名也。名亦既有，夫亦将知止，当复守其母，未可逐名物而迁移也。知止则天下之母守而不失，所以没身不殆也复守其母，是谓知止。下章致虚、守静、归根、复命，即此法也，是以没身不殆。故塞其孔窍兑，窍也，闭其门户即下章致虚守静义，则其母不失，终身不致勤劳知止故也。开其孔窍，济其事务，则母气不守，终身不可救药。见大者非明，见小者曰明，莫小于无，见之则明矣。守刚者非强，守柔者曰强，莫柔于无，守之则强矣即守其母。用其外光，复归其内明，见无而守母，长生而久视，无遗身之祸殃即没身不殆，是谓能袭常道也袭如袭衣、袭爵，佩服而保守也。

章五

（原第十六章）

致虚极，守静笃。万物并作，吾以观其复。夫物芸芸，各归其根，归根曰静，静曰复命，复命曰常，知常曰明。不知常，妄作凶。知常容，容乃公，公乃王，王乃天，天乃道，道乃久，没身不殆。

道以至无而化至有，既生天地，又生万物，是自虚而之实，自静而之动也。道家则不致其实而致其虚，不守其动而守其静。致虚之极，守静之笃即上章"塞兑闭门，复守其母"义。万物并作，春荣秋落，吾不视其方作，而以观其既复即首章"欲以观其徼"义。盖夫万物纷纭繁衍，至于收藏之际，枝叶凋零，春夏生长之气各归其根。归根曰静，静曰复命，是其反本还原，仍归无处，重到母家矣。"致虚守静，以观其复"者，所以归根复命，培我长生久视之祖气也此气是一身之母，大命之根，不归其根则命原不复。复命曰常，方是此道本色；知常曰明，方是此心真解。不知常而妄作，必遗身之祸殃，无有不凶；知常而后容，乃见天地之宽。身容甫至公大，始觉私意之尽，公乃协乎王度，王乃配乎天行，天乃合乎道体，道乃久而常存，祸殃尽去，没身不殆也以没身之年正其壮盛之日，是谓没身不殆。上章"没身不殆"由于知止，知止在于守母，此详发其义。道家金书玉诀，泄于此章矣。

章六

（原第二十一章）

道之为物，惟恍惟惚。惚兮恍兮，其中有象；恍兮惚兮，其中有物；窈兮冥兮，其中有精；其精甚真，其中有信。自古及今，其名不去，以阅众甫，吾何以知众甫之然哉，以此。

道之为物，惟恍惟惚，是"无"也。然惚兮恍兮而其中有象，恍兮惚兮而其中有物，窈兮冥兮而其中有精，其精甚真而其中有信。盖恍惚窈冥本来无有，而至德之中备含万有之原。其中万有悉是此"无"所化，乃无也而非空也，故其中有象、有物、有精。其精甚真，非是虚言，以其中有信也。信为土德，其位当中，众妙之门于是焉在，是以含孕诸有，真实无妄也。三曰其中，道家玄机于此露矣。土居"无"处，故寄旺四维而无专宫。然而至虚至实，是故有信；以其有信，故自古及今其名不去；名不去者，实不爽也执古之道，以御今之"有"，以其有信，故"无"化为"有"。土德主化，生物之本，以阅众甫甫即物也，皆根于此。吾何以知众甫之然哉？以此土德生化，诚信不虚也。

章七

（原第五章）

天地之间，其犹橐钥乎！虚而不屈，动而愈出，多言数穷，不如守中。

天地之间，空洞虚豁，其犹橐钥乎？布囊无底曰橐，竹管主节曰钥。橐以鼓风，钥以吹气者。清气上升，浊气下降，虚而不致于屈匮屈，动而愈复能出，无非太空，即无非积气也。然清自何生，浊自何降，降不由上，升不由下，升降之原皆自当中。旁门歧路之家求上下四旁，多言数穷，无当于是。约而言之，不如守中。中者，道家之黄婆，在水火金木之交，处戊己二土之介，媒合婴姹坎中阳气曰婴儿，曰铅中金，即壬水也。离中阴精曰姹女，曰朱里汞，即丁火也，交媾龙虎兑金为白虎，震木为青龙，结仙胎而产灵丹，全在乎此。所谓玄关、黄庭、洞房、鼎器种种色目，皆其别名。守中即是守母，返本还原，归根复命，莫外于此矣。

章八

（原第六章）

谷神不死，是谓玄牝。玄牝之门，是谓天地根。绵绵若存，用之不勤。

谷神在中，先天之祖气也。人之初生，先结祖气，此气方凝，阴阳未判，混沌鸿蒙，是谓太极。阴阳之内有中气焉，中气左旋而化己土，右转而化戊土。戊己运回，阳动而生则化神魂，阴静而降则化精魄。神藏于心，精藏于肾，魂藏于肝，魄藏于肺，脏腑悉备，形体皆完，乃成为人。己土为脾，戊土为胃。中气在戊己二土之间，冲虚灵动，众妙皆含众妙之门，是曰谷神。脾胃者，仓廪之官，赖榖气培养，使此先天之祖气不至亏败，是曰榖神。以其先天祖气之虚灵，谓之谷神；以其后天谷气之冲和，谓之榖神。其实总是中气而已，非有二也"谷"与"榖"义异而原同，总是先天祖气所化。人之生全在谷神，其死者，谷神败也。谷神不死是谓玄牝，玄牝，母也，窍也鸟兽之母皆曰牝，《书》称牝鸡，《易》称牝牛是也。黢谷虚空之处亦曰牝，韩诗"黄金掷虚牝"是也。《素问》："在天为玄，玄生神。"此窍中有谷神，故曰玄窍，精神血气皆自此生，是乃一身之母"无"为天地之始，亦为人物之始，所谓天下有始，以为天下母者，天人所同也。不曰"玄谷"而曰"玄牝"者，以其中虚如谷，而有含生化之妙也谷言其虚，牝言其虚，空而能生化，既为玄窍，又为玄母，故曰玄牝，所谓"玄之又玄，众妙之门"，即是此义。此上为天，此下为地，而究其根原，玄牝之门是为天地之根。盖阳自此门而升，阴自此门而降己土左旋则此门开，开则阳升；戊土右转则此门阖，阖则阴降。阖开之权，全在此门，故九地之阳不至下陷，九天之阴不至上逆也。积阳则为天，积阴则为地，故玄牝之门乃阳升阴降之关，生天生地之本，所谓"无"名天地之始也。道家铅自此升，汞自此降，长生久视之原，于此在焉。是当绵绵若存，用之不勤，鹤胎龟息，复命归根，长养谷神，以培先天祖气，祖气盛大，则久而长存。仙灵秘妙，尽于此矣。

章九

（原第十一、第三十五章）

三十辐共一毂，当其无，有车之用。埏埴以为器，当其无，有器之用。凿户牖以为室，当其无，有室之用。天下之物生于有，有生于无。故有之以为利，无之以为用。道之出口，淡乎其无味，视之不足见，听之不足闻，用之不可既。

三十辐共一毂《说文》："毂，辐所凑也"，而其用不在此，当其虚无之处，轴转莫阻，乃是有车之用。埏埴以为器埏，音羶，《说文》："和土也。"埴，音式，《考工记》："抟埴之工，陶人和土为器也"，而其用不在此，当其虚无之处，受盛不硋①，是乃有器之用。凿户牖以为室，而其用不在此，当其虚无之处，容纳不塞，是乃有室之用。凡天下之物皆生于有，而其有悉生于无。欲无之为用，非有不可；欲有之为利，非无不能。非有则其无不成，非无则其有莫当。故有之以为无之利，无之以为有之用。所谓"无名天地之始，有名万物之母"者，义正如此。以中半以上为阳，中半以下为阴，非

---

① 硋：同"碍"。《集韵·代韵》："碍，《说文》：'止也。'或从亥。"

阴非阳之交，无形无象之地，正当中半，是"无"处也，有此"无"则有此"用"。道之出口，淡乎无味，视之不见，听之不闻，希夷恍惚，无物可言，而及其用之，则众妙皆备，不可既也。

章十

（原第四章）

道冲，而用之或不盈。渊兮似万物之宗。挫其锐，解其纷，和其光，同其尘，湛兮似若存。吾不知谁之子，象帝之先。

道在无处，本自冲虚，人之用之，终不盈满，众妙之门，悉于此关。渊乎深哉，似为万物之宗。用之者挫其锋锐，解其纷扰，和其光芒，同其尘垢。湛"沉"同兮似若存，所谓绵绵若存，用之不勤，与道合矣。吾不知此道是谁氏之子，直是象帝之先苍天有象，上帝在焉，是谓象帝。象帝之先者，有物混成，先天地生，所谓无名天地之始也。

章十一

（原第四十五、第四十一章）

大成若缺，其用不敝。大盈若冲，其用不穷。大直若屈，大巧若拙，大辩若讷，大白若辱，大方无隅，大器晚成，大音希声，大象无形。道隐无名，故建言有之。明道若昧，进道若退，夷道若类。上德若谷，广德若不足，建德若偷，质直①若渝。

大成若缺，去其棱角则其用不敝。大盈若冲，去其盛满则其用不穷。大直若屈，能屈则伸。大巧若拙，守拙则巧。大辩若讷，善言不辩。大白若辱，守辱则荣。大方无隅，有隅则崩。大器晚成，早成则脆。大音希声，有声则细。大象无形，有形则小。道隐无名，有名则非名可名，非常名。故建言有之此古语也。旧注：建，立也。谓古之立言者，甚不通。明道者反若昧，进道者反若退，夷道者反若类夷，异也。《诗·周颂》"降福孔夷"，注："周封微子于宋，统承先王。"天子礼乐与列辟异也，异则与人不类。今反若类，故曰夷道若类，言不示异。上德者反若空谷，广德者反若不足，建德者反若偷惰建，立，质直者反若变渝渝，改变也。凡此皆怀玉被褐，其用无既者也。

章十二

（原第七十八、第五十八、第四十章）

正言若反。祸兮福所倚，福兮祸所伏。孰知其极？其无正耶②。正复为奇，善复为妖。人之迷也，其日固久矣。反者道之动，弱者道之用。是以圣人云："受国之垢，是为社稷主；受国之不祥，是为天下王。"

天下之理，正言每若反语。福藏祸中，以为祸而反得福，祸乃福之所倚；祸隐福内，以为福而反得祸，福乃祸之所伏。此理玄远，孰知其极？其但有反而无正耶。正复

---

① 直：《丛书集成》本作"真"。
② 耶：《丛书集成》本无此字。

为奇，其正不长；善复为妖，其善不终。人之迷而不悟，今古皆然，其日固久矣。盖反者道之动，天道循环，动而不已，盈虚消长，迭为代更。自然之理如是。是以无正而不反，无反而非正也。弱者道之用，怯避退缩，无所奔竞。福不能诱，则祸不能引；祸不必避，则福不必去。是以圣人云："受国之垢污，是谓社稷主；受国之不祥，是谓天下王。"自处于反，则适得其正矣。

章十三

（原第三十六章）

将欲翕之，必固张之；将欲弱之，必固强之；将欲废之，必固兴之；将欲夺之，必固与之。是谓微明，柔弱胜刚强。

将欲翕之翕，合也，必固张之张，开也。张之尽者，翕之机也；将欲弱之，必固强之。强之极者，弱之始也；将欲废之，必固兴之。兴之至者，废之渐也；将欲夺之，必固与之。与之厚者，夺之苗也。盖物极必反，一定之理，知此者是谓微明。抟之不得曰微，见小知常曰明，察于无形之始，故曰微明。柔弱能胜刚强，于此可见"弱者道之用"，其义如是。

章十四

（原第七十八章）

天下柔弱莫过于水，而攻坚强者莫之能胜，以其无以易之也。故柔之胜刚，弱之胜强，天下莫不知，莫能行。

天下柔弱莫过于水，而攻坚强者莫之能胜_{滴水穿石}，以其无物以易之也。故柔之胜刚，弱之胜强，其理甚显，天下莫不知，而莫能行也。

章十五

（原第四十三章）

天下之至柔，驰骋天下之至坚，无有入于无间。吾是以知无为之有益也。不言之教，无为之益，天下希及之。

天下之至柔，驰骋天下之至坚，莫柔于无有，而无有入于无间不少扞格，吾是以知无为之有益也。不言之教，无为之益，非明者不解，天下希及之。

章十六

（原第七十六章）

人之生也柔弱，其死也坚强；万物草木之生也柔脆，其死也枯槁。故坚强者，死之徒；柔弱者，生之徒。是以兵强则不胜，木强则折。强大处下，柔弱处上。

人之生也柔弱，其死也坚强；万物草木之生也柔脆，其死也枯槁。故坚强者，死之徒；柔弱者，生之徒也。是以兵强则轻敌而不胜，木强稍屈而必折。凡物强大处下，柔弱处上，自然之势也。

章十七

（原第五十五章）

　　含德之厚，比于赤子。毒虫不螫，猛兽不据，攫鸟不搏。骨弱筋柔而握固。未知牝牡之合而㕙作，精之至也；终日号而嗌不嗄，和之至也。知和曰常，知常曰明，益生曰祥。心使气曰强，物壮则老，是谓不道，不道早已。

　　道家含德之厚，纯素浑朴，比于赤子。人有机心，物必害之。赤子则毒虫不螫，猛兽不据，攫鸟不搏，以其无机心也。骨弱筋柔而把握坚固。未知牝牡之合男女之合而㕙亦举作㕙，赤子阴，精之至也精气盛也。终日啼号而嗌不喑哑，和之至也。知和曰常，道之本色也。知常曰明，心之真解也。知常明命，复而生益复命曰常。益生曰祥，身之福庆也。反此道者，以心使气，恣不顾身，曰强。强者，道家之忌。凡物壮则老，是谓不道。不道早已，弗能长也。

章十八

（原第二十一、第十五章）

　　孔德之容，唯道是从。古之善为士者，微妙玄通，深不可识。夫唯不可识，故强为之容：豫兮若冬涉川，犹兮若畏四邻，涣兮若冰将释，俨兮其若客，敦兮其若朴，旷兮其若谷，浑兮其若浊。孰能浊以静之徐清？孰能安以动之徐生？保此道者不欲盈，夫唯不盈，故能蔽不新成。

　　孔，大也。大德之容，唯道是从。古之善为士者，微妙玄通，深不可识。夫唯不可识，故强为之形容：豫兮若冬日涉川，犹兮若畏惧四邻，涣兮若冰将释，俨兮其若客之不放①，敦兮其若朴之不雕，旷兮其若谷之不盈，浑兮其若浊之不澄。孰能浊以静之而徐实自清？孰能安以动之徐能自生？保此道者不欲满盈，夫唯不盈，故能常蔽而不新成。

章十九

（原第十九、第二十章）

绝学无忧。唯之与阿，相去几何？善之与恶，相去何若？众人熙熙，如享太牢，如登春台。我独泊兮其未兆，如婴儿之未孩。众人皆有余，而我独若遗。众人皆有以，而我独顽且鄙。沌沌兮，俗人昭昭，我独若昏；俗人察察，我独闷闷。荒兮其未央，忽兮其若晦，乘乘兮若无所归，飘兮若无所止。我愚人之心也哉，我独异于人而贵食母。

绝学则无忧，所谓学者析疑辨惑，较量是非之间，其实唯之与阿，相去几何？善之与恶，相去何若？此皆多事分剖，甚无用也。众人熙熙，如享太牢，如登春台。我独泊兮其未形兆，如婴儿之未成孩童；众人皆有所余，而我独若遗弃而不收；众人皆有所以（以，为也），而我顽且鄙而无长。沌沌兮，俗人昭昭，我独若昏；俗人察察，我独闷闷。荒兮其未央，望之无涯；忽兮其若晦，测之无迹。乘乘兮若无所依归，飘飘兮若无所停止。我岂愚人之心也哉？我

①　不放：约束行止，不放纵。

独异于人而贵食其母。母者，天下之母，所谓"无"也。

章二十

（原第四十二章）

道生一，一生二，二生三，三生万物。万物负阴而抱阳，冲气以为和。人之所恶，唯孤、寡、不毂，而王公以为称。故物，或损之而益，或益之而损。人之所教，我亦教之"强梁者不得其死"，吾将以为教父。

道生一，是谓太极。太极者"无"，名天地之始也。一生二，是谓两仪。两仪者"有"，名万物之母也。二生三，三生万物，则天地人物于此皆备矣。万物负阴而抱阳，阳前阴后，调剂无偏，故冲气以为和，是其常也知和日常。盈则不冲，刚则不和，失其常矣。人之所恶，唯孤、寡、不毂，而王公以为称，所以戒盈而忌刚也。故物，或损之而反以得益，或益之而反以招损，事理之大凡也。人之所教，我亦教之。我之所教维何？强梁者不得其死，吾将以此言为立教之纲也。

章二十一

（原第三十九章）

昔之得一者，天得一以清，地得一以宁，神得一以灵，谷得一以盈，万物得一以生，侯王得一以为天下正。其致之一也，天无以清将恐裂，地无以宁将恐废，神无以灵将恐歇，谷无以盈将恐竭，万物无以生将恐灭，侯王无以正而贵高将恐蹶。故贵以贱为本，高以下为基。是以侯王自谓孤、寡、不穀，此其以贱为本耶？非乎！故至誉无誉，不欲碌碌如玉，落落如石。

一者，天下之母，所谓无也。自昔之得一者，天得一以淑清，地得一以安宁，神得一以威灵，谷得一以充盈，万物得一以滋生，侯王得一以为天下表正。其致之一也，所谓物物一太极，无有能外者。若天无以清将恐崩裂，地无以宁将恐振废，神无以灵将恐止歇，谷无以盈将恐涸竭，万物无以生将恐殄灭。侯王无以正，而居处贵高将恐颠蹶。凡贵者必以贱为本，高者必以下为基。是以侯王之贵，自谓孤、寡、不穀，此其以贱为本耶？非乎！故至誉则反无誉，如唐尧之莫名，秦伯之无称是也。道家怀朴抱真，不欲碌碌光明而如玉，落落黯淡而如石，介在显晦之间，是得真一虚无之用矣。

章二十二

（原第十章）

载营魄抱一能无离，专气致柔能婴儿，涤除玄览能无疵，爱民治国能无为，天门开阖能无雌，明白四达能无知。

肝藏营，肺藏魄，精神之所胎也营，血也。营者，魂之含也。魂生神，魄生精。欲济水火，必交金木肺金生肾水，肝木生心火。故载其营魄，宁静专一，而后水火交济，不至飞走。此际当抱一能无远离，专气致柔能若①婴儿，涤除玄览远览能无暇疵，爱民治国能无作为《吕览》："以身为国，以气为民"，天门开

---

① 若：原作"无"，据文义改。

阖能无雄雌天门，顶门，明白四达能无知识，此皆致虚守静之法则也。

章二十三

（原第七十三章）

勇于敢则杀，勇于不敢则活，此两者或利或害。天之所恶，孰知其故？是以圣人犹难之。天之道，不争而善胜，不言而善应，不召而自来，坦然而善谋。天网恢恢，疏而不失。

勇于敢则罹祸而身杀，勇于不敢则遇难而身活。此两者或利或害，吉凶不同。其中天之所恶，孰知其故？消长盈虚，天道之常；进退屈伸，人事之妙。天之所恶者，勇于敢也。知几其神乎？是以圣人犹难之。天之道玄远难知，然有其常而不变者，大抵不争而善胜，安静而无敌也；不言而善应，报施必不爽也；不召而自来，往复自有恒也；坦然而善谋，无心而至灵也。此皆造化自然之妙。是以天网恢恢，疏而不失，顺之则存，逆之则亡，背天而行，未有幸免者也。

章二十四

（原第九章）

持而盈之，不如其已。揣而锐之，不可长保。富贵而骄，自遗其咎。金玉满堂，莫之能守。功成名遂身退，天之道。

持而盈之，欲以求益则反招损，不如其已。揣而锐之，锋芒太利则易摧折，不可长保。富贵而骄，适以自遗其咎。金玉满堂，势必莫之能守。四时之序，将来者进，成功者退。功成名遂身退，天之道也。

章二十五

（原第四十四章）

名与身，孰亲？身与货，孰多？得与亡，孰病？是故甚爱必大费，多藏必厚亡。知足不辱，知止不殆，可以长久。

循名者失身，名与身，孰亲？好货者丧身，身与货，孰多？欲得者反亡，得与亡，孰病？是故甚爱者惜费，而必大费；多藏者惧亡，而必厚亡。知足者不辱，知止者不殆，是乃可以长久也。

章二十六

（原第二十三、第四十六章）

飘风不终朝，骤雨不终日。孰为此者？天地。天地尚不能久，而况于人乎？罪莫大于可欲，咎莫大于欲得，祸莫大于不知足，故知足之足，常足矣。

飘风不能终朝，骤雨不能终日，孰为此者？天地也！天地尚不能久，而况于人乎？罪莫大于可欲，恶者欲招之也；咎莫大于欲得，亡者得致之也；祸莫大于不知足，不足者不知使之也。故知足之足，常足矣。知足者富，无有不足也！

章二十七

（原第五十章）

出生入死。生之徒十有三，死之徒十有三，人之生，动之死地，亦十有三。夫何故？以其生生之厚。盖闻善摄生者，陆行不遇兕虎，入军不被甲兵。兕无所投其角，虎无所措其爪，兵无所容其刃。夫何故？以其无死地。

出生则入死。凡人十分之中，生之徒十有其三，死之徒十有其三，人之本生妄动而之于死地，亦十有其三。死者如是之多，夫何故？以其生生之厚，循利亡身也。盖闻善摄生者，陆行不遇兕虎，入军不被甲兵。兕无所投其角，虎无所措其爪，兵无所容其刃，则无能使之死者矣。夫何故？以其原无死地也。

章二十八

（原第十二章）

五色令人目盲，五音令人耳聋，五味令人口爽，驰骋田猎令人心发狂，难得之货令人行妨。是以圣人为腹不为目，故去彼取此。

五色适目，令人目盲。五音适耳，令人耳聋。五味适口，令人口爽爽，失也，谓失其真味。驰骋田猎，令人心中发狂。难得之货，令人行事多妨。是以圣人为腹不为目，故去彼取此，绝诸无益之事也。

章二十九

（原第十三章）

宠辱若惊，贵大患若身。何谓宠辱若惊？宠为上，辱为下，得之若惊，失之若惊，是谓宠辱若惊。何谓贵大患若身？吾所以有大患者，为吾有身，及吾无身，吾有何患？故贵以身为天下者，则可以寄于天下。爱以身为天下者，乃可以托于天下。

宠辱之来若惊，贵大患之遭若身。何谓宠辱若惊？人情好宠而恶辱，则宠为上，辱为下。不知求宠者不宠，守辱者不辱，故宠辱之来，得之若惊，失之若惊。总以无宠无辱为上，是谓宠辱若惊。何谓贵大患若身？吾所以有大患者，为吾自有其身，是以求福而得祸，及吾无为身之私，则吾有何患？故贵以身为天下者，则可以寄于天下。爱以身为天下者，乃可以托于天下。不爱其身，正所以爱其身也。

章三十

（原第二十八章）

知其雄，守其雌，为天下谿①。为天下谿，常德不离，复归于婴儿。知其白，守其黑，为天下式。为天下式，常

---

① 谿：归附。《文选·左思〈蜀都赋〉》"含谿怀谷"，李善注引刘逵曰："水注川曰谿。"

德不忒①，复归于无极。知其荣，守其辱，为天下谷。为天下谷，常德乃足，复归于朴。朴散则为器，圣人用之，则为官长。故大制不割。

　　自雄者不雄，知其雄而守其雌，为天下豁。为天下豁，则常德不离，复归于婴儿，是不雄之雄也。求白者不白，知其白而守其黑，为天下式。为天下式，则常德不忒，复归于无极，是不白之白也。好荣者不荣，知其荣而守其辱，为天下谷。为天下谷，则常德乃足，复归于朴，是不荣之荣也。常德即常道之得于己者。复归者，还其本色，是亦归根复命之事也。大朴分散则为器分散而雕刻之，则为器，为器者不过才效一官。圣人用之，因才器使，则为群官之长。故大制制，作不事剖割，所以保其真也。

章三十一

（原第四十七章）

　　不出户，知天下。不窥牖，知天道。其出弥远，其知弥少。是以圣人不行而知，不见而名，不为而成。

　　不出户知天下之远，不窥牖见天道之玄。恃阅历而知者不知，其出弥远，其知弥少。是以圣人不行其地而知，不见其物而名，不为其事而成。

---

① 忒（tè）：差错。

章三十二

（原第七十一章）

知不知，上。不知知，病。夫惟病病，是以不病。圣人不病，以其病病，是以不病。

知其所不知者，上。不知其所知者，病。夫惟病其所病，是以不致于病。圣人不病，以其病夫所病，是以不病也。

章三十三

（原第三十三章）

知人者智，自知者明。胜人者有力，自胜者强。知足者富。强行者有志。不失其所者久，死而不亡者为寿。

知人者曰智，自知者为明。胜人者有力，自胜者为强。知足者常富。强行者有志。不失其所者能久。死而不亡者为寿。

章三十四

（原第八十一、第二十九章）

信言不美，美言不信。善言不辩，辩言不善。知者不博，博者不知。是以圣人去甚，去奢，去泰。

信言不必美，美言不能信。善言不必辩，辩言不能善。知者不必博，博者不能知。华而不实，道家所贱，是以圣人去甚，去奢，去泰。

章三十五

（原第五十四、第二十七章）

善建者不拔，善抱者不脱。善行，无辙迹，善言，无
瑕谪，善计，不用筹策，善闭，无关楗而不可开，善结，
无绳约而不可解。

善建立者不拔，善抱持者不脱。善行走者无辙迹，善
言语者无瑕谪，善计划者不用筹策，善闭者无关楗而牢不
可开，善结者无绳约而坚不可解，以其不为而成故也。

章三十六

（原第五十六章）

知者不言，言者不知。塞其兑，闭其门，挫其锐，解
其纷，和其光，同其尘，是谓玄同。故不可得而亲，不可
得而疏；不可得而利，不可得而害；不可得而贵，不可得
而贱，故为天下贵。

知者必不言，言者必不知。塞其孔窍兑，孔窍也，闭其
门户，挫其锋锐，解其纷扰，和其光芒，同其尘垢，是谓
玄同。玄同者，同于玄也。故不可得而亲，亦不可得而疏；
不可得而利，亦不可得而害；不可得而贵，亦不可得而贱。
亲疏利害贵贱，皆非其常。非常者，不贵也。

章三十七

（原第二十四、第七十二章）

跂者不立，跨者不行。自见者不明，自是者不彰。自伐者无功，自矜者不长。其在道，曰余食赘形，物或恶之，故有道者不处。是以圣人自知不自见，自爱不自贵，故去彼取此。

跂者不立举一足曰跂，立不久也。跨者不行张两足曰跨，行不便也。自见者，显明而不明。自是者，求彰而不彰。自伐者，居功而无功。自矜者，争长而不长。其在道，曰余食赘形，物或恶之，故有道者不处。是以圣人自知而不自见，自爱而不自贵，故去彼取此。

章三十八

（原第二十二章）

曲则全，枉则直，洼则盈，敝则新，少则得，多则惑。是以圣人抱一以为天下式。不自见，故明；不自是，故彰；不自伐，则有功；不自矜，故长。夫唯不争，故天下莫能与之争。古之所谓曲则全者，岂虚言哉！诚全而归之。

曲则全，求全反亏；枉则直，求直反折；洼则盈，自盈必溢；敝则新，欲新必污；少则得，积少为多；多则惑，贪多愈少。是以圣人知有始为天下母，故抱一为天下式。不自逞其见，故明；不自以为是，故彰；不自夸伐，故有功；不自矜张，故能长。总之，不争而已。夫惟不争，故天下莫能与之争。古之所谓曲则全者，岂虚言哉！诚能全而归之，自试有验而后云尔也。

章三十九

（原第六十二、第二十七、第四十一章）

道者万物之奥，善人之宝，不善人之所保。故善人者，不善人之师；不善人者，善人之资。不贵其师，不爱其资，虽智大迷，是为要妙。美言可以市尊，美①行可以加人。人之不善，何弃之有？是以圣人常善救人，故无弃人；常善救物，故无弃物。夫惟道，善贷且成，是谓袭明。

道者万物之奥，善人之珍宝，亦不善人之所保守。故善人者，不善人之师；不善人者，善人之资。善不贵其师，不爱其资，则虽智大迷，是为要妙即奥也。美言可以市，赠人以言，美于珠玉。珠玉可市，况美于珠玉者，不可市乎？尊行可以加人，民之秉夷，好是懿德，尊行亦懿德之类。懿德可好，尊行不可以加人乎？美言尊行，贤愚同好，人之不善，何弃之有？是以圣人常善救人，故无弃人；常善救物，故无弃物。夫惟道，善于施贷，又且成就，是谓袭明见小知常曰明。袭明，义同袭常。

章第四十

（原第四十一、第二十三章）

上士闻道，勤而行之。中士闻道，若存若亡。下士闻

---

① 美：此字原脱，据王弼本补。

道，大笑之。不笑，不足以为道。故从事于道者，道者同于道，德者同于德，失者同于失。同于道者，道亦得之；同于德者，德亦得之；同于失者，失亦得之。

上士闻道，领悟极深，勤而行之。中士闻道，信守不笃，若存若亡。下士闻道，识解不及，乃大笑之。不笑不足以为道。故人之从事于道者，道者亦同于道，德者亦同于德，失者亦同于失。声同则应，气同则和也。同于道者，道亦得之；同于德者，德亦得之；同于失者，失亦得之。初既同之，则终必得之，其势然也。

下 卷

章四十一

（原第三十八章）

上德不德，是以有德；下德不失德，是以无德。上德
无为而无以为；下德为之而有以为。上仁为之而无以为；
上义为之而有以为。上礼为之而莫之应，则攘臂而仍之。
故失道而后德，失德而后仁，失仁而后义，失义而后礼。
夫礼者，忠信之薄，而乱之首。前识者，道之华，而愚之
始。是以大丈夫处其厚，不处其薄；居其实，不居其华。
故去彼取此。

上德不居其德，是以有德。下德不失其德，是以无德。
上德无为，而亦无所以为。下德为之，而又有所以为。上
仁为之而无所以为，上义为之而有所以为。上礼为之而人
莫之应，则攘臂而仍之仍之，继之以争。故失道而后有德，失
德而后有仁，失仁而后有义，失义而后有礼。夫礼者，专
上文饰，是忠信之薄，而乱之首也。前识者，自矜先见，
是大道之华而愚之始也。是以大丈夫处其厚不处其薄，居
其实不居其华。故去彼取此。

章四十二

（原第五、第二十九、第八十一章）

天地不仁，以万物为刍狗。圣人不仁，以百姓为刍狗。故物或行或随，或嘘或吹，或强或羸，或载或隳。天地之道，利而不害。圣人之道，为而不争。

天地不仁，以万物为刍狗刍狗，即刍灵，以草为之，祭祀所用，祭毕则弃之，任其荣枯而无私爱。圣人不仁，以百姓为刍狗，任其舒惨，而无私亲。故物或行而在前，或随而在后，或得嘘而荣，或因吹而落，或方盛而强，或既衰而羸，或因载而盛，或遇隳而败，其境至不齐矣。盖天地之道，利而不害。圣人之道，为而不争。殊无厚薄于其间也。

章四十三

（原第十八章）

大道废，有仁义；智慧出，有大伪；六亲不和，有孝慈；国家昏乱，有忠臣。

大道废乃有仁义，智慧出乃有大伪，六亲不和乃有孝慈，国家昏乱乃有忠臣。凡此者，凿混沌而雕太璞，皆世道之不幸也。

章四十四

（原第十九章）

绝圣弃智，民利百倍；绝仁弃义，民复孝慈；绝巧弃利，盗贼无有。此三者，以为文不足，故令有所属。见素抱朴，少私寡欲。

绝圣弃智，不以精明率下，民安本务，故利百倍。绝仁弃义，不以小德示下，民任天真，故复孝慈。绝巧弃利，不以渔夺侵下，民有资赖，故无盗贼。此三者，以为文治之不足，故令有所属。使之见素而抱朴，少私而寡欲。

章四十五

（原第五十八章）

其政闷闷，其民醇醇；其政察察，其民缺缺。是以圣人方而不割，廉而不刿，直而不肆，光而不耀。

其政闷闷不浇，其民淳淳不漓；其政察察不浑，其民缺缺不厚。是以圣人方而不至裁割，廉棱也而不至刿削，直而不至纵肆，光而不至辉耀。敦固纯朴，以风天下，道家之要也。

章四十六

（原第六十、第三章）

治大国若烹小鲜，不尚贤，使民不争；不贵难得之货，使民不为盗；不见可欲，使民心不乱。是以圣人之治，虚其心，实其腹，弱其志，强其骨，常使民无知无欲，使夫知者不敢为也。为无为，则无不治。

治大国若烹小鲜，无须多事也。不尚贤能，使民不争竞；不贵难得之货，使民不为盗；不见可欲之物，使民心不乱。是以圣人之治，虚其心，而无思虑；实其腹，而无饥馁；弱其志，而无侈念；强其骨，而能力作。常使民无知无欲，使夫知之者亦不敢为也。为无所为，则无不治矣。

章四十七

（原第八十章）

小国寡民，使有什伯之器而不用，使民重死而不远徙。虽有舟车①，无所乘之；虽有甲兵，无所陈之。使民复结绳而用之。甘其食，美其服，安其居，乐其俗。邻国相望，鸡犬之声相闻，民至老死，不相往来。

小国寡民，使有朴素浑简，有什伯之器而不用；使民安常守分，重死而不远徙。虽有舟车，无所乘之。虽有甲兵，无所陈之。使民去其文字记载，复结绳而用之。甘其饮食，美其衣服，安其故居，乐其土俗。邻国相望，鸡犬之声相闻，民至老死，不相往来，此道家治民之大要也。

章四十八

（原第六十五章）

古之善为道者，非以明民，将以愚之。民之难治，以其智多。故以智治国，国之贼。不以智治国，国之福。知此两者亦楷式。能知楷式，是谓玄德。玄德深矣远矣，与物反矣，乃至于大顺。

---

① 舟车：王弼本作"舟舆"。

古之善为道者，非以明民，将以愚之，去其变诈，而归纯朴。民之难治，以其智多，挟诈妄为，而不安于愚也。故以智治国，民以诈毙，是国之贼。不以智治国，民以愚全，是国之福。知此两者，去彼取此，亦治国之楷式。能知楷式，是谓玄德。玄德深矣远矣，与物情反矣，乃至于大顺下德不失德，物情之常也，玄德反是。

章四十九

（原第七十五章）

民之饥，以其上食税之多，是以饥。民之难治，以其上之有为，是以难治。民之轻死，以其上求生之厚，是以轻死。夫惟无以生为者，是贤于贵生。

民之饥，以其上食税之多，养生不赡，是以饥。民之难治，以其上之有为，变诈风行，是以难治。民之轻死，以其上求生之厚，民逐利忘生，是以轻死。夫惟无以生为者，而反以得生。是贤于贵生，而反以得死也。

章五十

（原第七十四章）

民常不畏死，奈何以死惧之？若使民常畏死，而为奇者，吾得执而杀之，孰敢？常有司杀者杀。而代司杀者杀，是谓代大匠斲。夫代大匠斲者，希有不伤其手矣。

民性轻生，常不畏死，奈何以死惧之？若使民常畏死，而为奇邪者，吾得执而杀之，孰敢再犯？其杀之而弗惩者，不畏死也。既不畏死，则杀之无益。盖常有司杀者杀，天也；而代司杀者杀，是谓代大匠斧斲。夫代大匠斲①者，希②有不伤其手矣。

章五十一

（原第十七章）

太上，下③知有之，其次亲之誉之，其次畏之侮之，信不足焉，有不信。

太上，下知有之而已，不感其德；其次亲之誉之，不忘其恩；其次畏之侮之，不信其心。以其信不足焉，故有不信。

章五十二

（原第二十、第七十二章）

人之所畏，不可不畏。民不畏威，大威至矣。无狭其所居，无厌其所生。夫惟不狭，是以不厌。

民不畏死，其所畏者，德也。有德则民归，无德则民散。人之所畏，吾不可以不畏之。尚德缓刑，使民不畏威，则大威至矣。民之轻死而厌生者，所居之狭，赡生多厌也。无狭所居，则无厌其所生。夫惟所居之不狭，是以贪生而不厌也。

---

① 斲：疑应作"斲"。

② 希：通"稀"。

③ 下：《丛书集成》本注曰："下，《永乐大典》作不，吴澄注亦作不。"

章五十三

（原第六十、第五十四章）

以道莅天下，其鬼不神。非其鬼不神，其神不伤人。非其神不伤人，圣人亦不伤人。夫两不相伤，故德交归焉，子孙祭祀不辍。

以道莅天下，灾祥不作，其鬼不神。非其鬼不神，其神而不伤人也。非其神不伤人，圣人亦不伤人，无以招致之也。夫神人两不相伤，圣人之德厚矣，故德交归焉，后世子孙祭祀不辍也。

章五十四

（原第五十七、第四十五、第五十四章）

以正治国，以奇用兵，以无事取天下。夫天下多忌讳，而民弥贫；人多利器，国家滋昏；人多伎巧，奇物滋起；法令滋章①，盗贼多有。故圣人云："我无为而民自化，我好静而民自正，我无事而民自富，我无欲而民自朴。"躁胜寒，静胜热。清静为天下正。吾何以知天下之然哉？以此。

以正道治国，以奇道用兵，以无事取天下。夫天下多忌讳，本以避凶趋吉，而民弥贫。人多利器臣下弄权，而国家滋昏；人多伎巧，而奇物滋起；法令滋章，而盗贼多有。此皆以多事扰之也。故圣人曰："我无为而民自化，我好静而民自正，我无事而民自富，我无欲而民自朴。"躁能胜

---

① 章：通"彰"，彰显。

寒，静能胜热。清静能为天下表正。吾何以知天下之然哉？以此数语也。

章五十五

（原第四十八章）

为学日益，为道日损，损之又损，以至于无为，无为而无不为矣。故取天下常以无事，及其有事，不足以取天下。

为学日益，所以求博；为道日损，所以求约。损之又损，以至于无为。无为而无不为矣。盖有为则有所不周，无为则无所不至。道法自然，无为者顺其自然，则人不知觉。无不为者，自然之符，不言而自应，不召而自来，非强之也。故取天下，大事也，而常以无事。及其有事，则经营愈密，缺漏愈多，不足以取天下矣。

章五十六

（原第二十九、第六十四章）

将欲取天下而为之，吾见其不得已。天下神器不可为也，不可执也①。为者败之，执者失之。是以圣人无为，故无败；无执，故无失。是以圣人欲不欲，不贵难得之货；学不学，复众人之所过，以辅万物之自然，而不敢为。

将欲取天下而为之，吾见其不得已。天下神器不可为

---

① 天下……不可执也：此12字原脱，据王弼本补。

也，为者适以败之，执者适以失之。是以圣人无为故无败，无执故无失。是以圣人欲所不欲，不贵难得之货。学所不学，复众人之所过众人学不反本，多事而过其分，故学所不学，复其所过，而还于本色，以辅相万物之自然，而不敢为。

章五十七

（原第三十七章）

道常无为而无不为。侯王若能守，万物将自化。化而欲作，吾将镇之以无名之朴。无名之朴亦将不欲，不欲以静，天下将自正。

道法自然，常无为而无不为。侯王若能守，顺其自然，万物将自化。化而欲有所作，吾将镇之以无名之朴。无名之朴亦将不欲_{无欲}，不欲以至于静，天下将自正也。

章五十八

（原第三十二、第十七章）

道常无名，朴虽小，天下不敢臣。侯王若能守，万物将自宾。天地相合，以降甘露，民莫之令而自均。犹①兮其贵言，功成事遂，百姓皆谓我自然。

道常无名，故谓之无名之朴。朴虽小，然是象帝之先，天下不敢臣。侯王若能守，万物将自宾_{宾服}。王德感召，天地相合，以降甘露，大道风行，民莫之令而自均平。号令

---

① 犹：《丛书集成》本作"悠"，注曰："河上公注本及各本俱作犹。"

327

下卷

不设，王言自贵。犹兮其贵言，功成事遂，百姓皆谓我自然。朝廷不彰君德，故百姓不知帝力也。

章五十九

（原第四十九章）

圣人无常心，以百姓心为心。善者吾善之，不善者吾亦善之，德善矣。信者吾信之，不信者吾亦信之，德信矣。圣人在天下，惵惵为天下浑其心，百姓皆注其耳目，圣人皆孩之。

圣人无心，以百姓心为心。善者吾善之，不善者其心未常不自善，吾亦善之，则德善矣。信者吾信之，不信者其心亦常欲人信，吾亦信之，德信矣。圣人在天下，惵惵<small>犹"兢兢"意为</small>天下自浑其心，百姓皆注其耳目，就之如日，瞻之如云。圣人皆孩之，以为赤子无知，天①足复用机心于其间也。

章六十

（原第五十一章）

道生之，德畜之，物形之，势成之，是以万物莫不尊道而贵德。道之尊，德之贵，夫莫之命而常自然。故生之畜之，长之育之，成之熟之，养之覆之，生而不有，为而不恃，长而不宰，是谓玄德。

---

① 天：疑为"无"字之误。

凡物以道而生之，以德而畜之，因物而行之，因势而成之，是以万物莫不尊道而贵德。道之尊，德之贵，是其天性，夫莫之命而常自然。故生之畜之，长之育之，成之熟之，养之覆之，生之而不自有，为之而不自恃，长之而不宰制，是谓玄德。

章六十一

（原第三十四章）

大道泛兮，其可左右？万物恃之以生而不辞，功成不名有，爱养万物而不为主。常无欲，可名于小。万物归焉而不为主，可名于大。是以圣人终不为大，故能成其大。

大道泛兮，广远无方，其可但于左右求之？万物恃之以生而不推辞，功成不名自有，爱养万物而不为之主，常澹然无欲，是可名于小矣。至于万物归焉，而不为之主，又可名于大。以无欲之小，而反以成大，是以圣人法道，终不为大，故能成其大也。

章六十二

（原第二章）

天下皆知美之为美，斯恶已；皆知善之为善，斯不善矣。故有无相生，难易相成，长短相形，高下相倾，音声相和，前后相随。是以圣人处无为之事，行不言之教，万物作焉而不辞，生而不有，为而不恃，功成而弗居。夫惟不居，是以不去。

天下皆知美之为美，而不知不美生于夸美，斯恶矣。

皆知善之为善，而不知不善生于伐善，斯不善矣。天道循环，一长必消。故有无相生，有终则无，无终则有也。难易相成，易极则难，难极则易也。长短相形，长尽则短，短尽则长也。高下相倾，高穷则下，下穷则高也。音声相和，巨甚则细，细甚则巨也。前后相随，前竟则后，后竟则前也。自然之理如是。是以圣人处无为之事，行不言之教，万物作焉而不辞，生之而不有，为焉而不恃，功成而弗居。夫惟弗居，是以其功不去也。

章六十三

（原第七十七章）

天之道，其犹张弓乎。高者抑之，下者举之，有余者损之，不足者补之。天之道，损有余而补不足。人之道则不然，损不足以奉有余。孰能以有余奉天下？惟有道者。是以圣人为而不恃，功成而不居，其不欲见贤耶！

天之道，其犹张弓乎。高者抑之使卑，下者举之使上，有余者损之使少，不足者补之使多。天之道，损有余而补不足，此造物之公平也。人之道则不然，损不足以奉有余，此世俗之炎凉也。孰能损有余以奉天下之不足？惟有道者。是以圣人为之而不恃，成功而不居。其意盖不欲自见其贤，所以避盈而居损，顺天之道也与。

章六十四

（原第八、第三十二章）

上善若水，水善利万物而不争。夫惟不争，故无尤。

处众人之所恶，故几于道。居善地，心善渊，与善仁，言善信，正善治，事善能，动善时。譬道之在天下，犹川谷之于江海。

上善若水，水善利万物而不争。夫惟不争，故无过尤。处众人之所恶人情恶下，故几于道。居善地势，心善渊涵，与善慈仁，言善诚信，正"政"通善治理，事善才能，动善时令。譬道之在天下，犹川谷之于江海，虽处下流，而实居上善也。

章六十五

（原第六十六章）

江海所以能为百谷王者，以其善下之，故能为百谷王。是以圣人欲上民，必以言下之；欲先民，必以身后之。是以圣人处上而民不重，处前而民不害。是以天下乐推而不厌。以其不争，故天下莫能与之争。

江海所以能为百谷王者，以其善下之，众流归焉，故能为百谷王。是以圣人欲上民，必以言下之；欲先民，必以身后之。以下而得上，以后而得前。是以圣人处上而民不重犹不觉意，处前而民不害。是以天下乐于推戴而不厌。以其不争，故天下莫能与之争也。

章六十六

（原第六十一章）

大国者下流，天下之交，天下之牝。牝常以静胜牡，以静为下。故大国以下小国，则取小国。小国而下大国，则取大国。故或下以取，或下而取。大国不过欲兼畜人，小国不过欲入事人。夫两者各得其所欲，大者宜为下。

大国者譬之江海，乃川谷之下流，是天下之交_{交会}，天下之牝_{母也}。牝常以静胜牡，以静为下也。故大国以下小国，小国归之，则取小国_{如赵之取代}。小国而下大国，大国信之，则取大国_{如越之取吴}。故大能胜小，或下以取，小不敌大；或下而取，其势无常，下则得之矣。大国喜贪，不过欲兼畜人。小国畏亡，不过欲入事人。夫两者各得其所欲，则大国宜为下。盖大国能下，小国皆归。在己遂兼弱之志，在人遂事大之心，是谓各得其所欲。若但小国能下，而大国肆其凭凌侮慢之势，则终为小国所取。是小国独得其所欲，非各得也。

章六十七

（原第七、第八十一章）

天长地久。天地所以能长且久者，以其不自生，故能长生。圣人不积，既以为人己愈有，既以与人己愈多。是以圣人后其身而身先，外其身而身存，非以其无私耶？故能成其私。

天长地久。天地所以能长且久者，以其不自生，故能长生，至公也。圣人不积_{蓄积}，既以为人而己愈有，己以与人而己愈多。藏富于民，其富愈大。是以圣人后其身而身反先，外其身而身反存，非以其无私耶？惟其无私，故能成其私也。

章六十八

（原第三十五、第七十九章）

执大象，天下往。往而不害，安平泰。乐与饵，过客止。是以圣人执左契，而不责于人。故有德司契，无德司彻。天道无亲，常与善人。

执大象_{大象，大道。所谓大象无形是也}，则天下往。尊道而贵德，人心所同也。往而不害，则安平泰_{治安泰平}。我无事而民自富，我无欲而民自朴也。此犹乐与汤饵，而过客自止。天地者，万物之逆旅，非但过客贪饵而已也。是以圣人德厚仁归，如执左契。可以责人而不责于人，总是尽其在我而已。故有德司人归之契，而第责之己，不责之人。无德所司则不然，彻其左契_{彻，去也}，而第责之人，不责之己。盖天道无亲，常与善人，无善而欲人归，终不得也。

章六十九

（原第七十九、第六十三、第五十四章）

和大怨，必有余怨，安可以为善？大小多少，报怨以德。修之于身，其德乃真。修之于家，其德乃余。修之于乡，其德乃长。修之于国，其德乃丰。修之于天下，其德乃普。故以身观身，以家观家，以乡观乡，以国观国，以天下观天下。吾何以知天下之然哉？以此①。

---

① 吾何以知天下之然哉？以此：此 11 字与黄氏第五十四章重复。

大怨未释，而强以计和之，积恨不消，必有余怨，安可以为善？怨不在大小多少，总宜报之以德。盖人本无怨，处之不善，横生仇敌，怀忿在心，刻刻不忘，终当报复而后即安。世道甚夷，原无坑阱，一结怨仇，自树荆棘，动辄被伤，甚无谓也。以德报之，积怨自消解，此为上计。而道家立德，非但为报怨设。修之于身，其德乃真；修之于家，其德乃余；修之于乡，其德乃长；修之于国，其德乃丰；修之于天下，其德乃普。故以身观身，而知德之真不真；以家观家，而知德之余不余；以乡观乡，而知德之长不长；以国观国，而知德之丰不丰；以天下观天下，而知德之普不普。吾何以知天下之然哉？以此数语也。

章七十

（原第六十三章）

为无为，事无事，味无味。图难于其易，为大于其细。天下难事必作于易，天下大事必作于细。是以圣人终不为大，故能成其大。夫轻诺必寡信，多易必多难。是以圣人犹难之，故终无难。

为所无为，事所无事，味所无味。图难于其方易，为大于其方细。天下难事必作于易，其后乃难；天下大事必作于细，其后乃大。是以圣人谨小慎微，终不为大，故能成其大。夫轻诺必寡信，多易必多难。是以圣人其始犹难之，故终无难。

章七十一

（第六十四章）

其安易持，其未兆易谋。其脆易破，其微易散。为之
于未有，治之于未乱。合抱之木生于毫末，九层之台起于
累土，千里之行始于足下。民之从事，常于几成而败之。
慎终如始，则无败事。

其方安易持维持，其未兆易谋。其方脆易破，其方微易
散。为之于未有之前，治之于未乱之初。合抱之木生于毫
末，至细也；九层之台起于累土，至卑也；千里之行始于
足下，至近也。于其始时而图之，则易为力也。民之从事，
常于几成而败之，慎始而怠终也。慎终如始，则无败事。

章七十二

（第五十三章）

使我介然有知，行于大道，唯施是畏。大道甚夷，而
民好径。朝甚除，田甚芜，仓甚虚。服文采，带利剑，厌
饮食，财货有余，是谓盗夸，非道哉。

使我介然有知介然有知，孟子："介然用之，而成路言；一旦有知，
国家之权"，行于大道，惟有所施为是畏。大道甚夷平夷，而
民好捷径。朝甚修除，田甚荒芜，仓甚虚空。而身服文采，
腰带利剑，厌饫饮食，财货有余，是谓盗夸夸示盗贼，敌国
乘衅①而至，兵连祸结，非道哉。

---

① 乘衅：利用机会，趁空子。

章七十三

（第四十六、第六十二章）

天下有道，却走马以粪。天下无道，戎马生于郊。故立天子，置三公。虽有拱璧，以先驷马，不如坐进此道。古之所贵此道者何也？不曰：求以得，有罪以免耶？

天下有道，却走马以粪田。天下无道，戎马生于郊上。故立天子，置三公，原以道莅天下也。虽有拱璧，以先驷马古人赠遗，必以物先之。《左传》"以乘常先"是也。不如坐进此道。古之所贵此道者何也？不曰有求以得，走马可以粪田，有罪以免，戎马不生郊上耶。

章七十四

（第三十一章）

夫佳兵者，不祥物，或恶之。故有道者不处，不得已而用之。恬澹为上，胜而不美。而美之者，是乐杀人。夫乐杀人者，不可得志于天下矣。吉事尚左，凶事尚右。兵者，不祥之器，非君子之器。君子居则贵左，用兵则贵右。偏将军居左，上将军居右，言以丧礼处之。杀人众多，以悲哀泣之。战胜，以丧礼处之。

夫佳兵者，不祥佳，美也。佳兵，以兵为佳也物，或恶之。故有道者不处，若不得已而用之。恬澹为上，胜而不美。而美之者，是乐于杀人。夫乐杀人者，天怒人怨，不可得志于天下矣。凡吉事尚左，凶事尚右。兵者，不祥之器，非君子之器，与凶事同例。君子平居则贵左，用兵则贵右。偏将军居左，上将军居右，言以丧礼处之。杀国人众多，以悲哀泣之。战胜，杀敌人众多，以丧礼处之。此君子用兵不得已之心也。

章七十五

（原第三十章）

以道佐人主者，不以兵强天下，其事好还。师之所处，荆棘生焉。大兵之后，必有凶年。善者果而已，不敢以取强。果而勿矜，果而勿伐，果而勿骄，果而不得已。是果而勿强。物壮则老，是谓不道，不道早已。

以道佐人主者，不以兵强天下，其事好还循还，适以自害也。盖师之所处，荆棘生焉。大兵之后，必有凶年。以农夫失业，而戾气感招，自然之理也。善者果决而已，不敢以取强。果而勿矜张，果而勿夸伐，果而勿骄傲，果而不得已。是果而勿强也。惟道乃久，强者衰之，渐也。凡物壮则老，是谓不道，不道则早已矣。

章七十六

（原第六十八章）

善为士者不武，善战者不怒，善胜敌者不争，善用人者为之下。是谓不争之德，是谓用人之力，是谓配天，古之极。

善为士者不武士，勇士也，善战者不怒，善胜敌者不争，善用人者为之下。愈弱而愈强，愈卑而愈尊，是谓不争之德，是谓用人之力，是谓配天，古之极则也。

章七十七

（原第六十九章）

用兵有言：吾不敢为主而为客，不敢进寸而退尺。是谓行无行，攘无臂，仍无敌，执无兵。祸莫大于轻敌，轻敌则几丧吾宝！故抗兵相加，哀者胜矣。

用兵者有言：吾不敢为主而为客，人先动，已后应也。不敢进寸而退尺，不轻进，不轻退也。兵强则不胜，柔弱如此，将无坚而不克。是谓行无行行，伍，攘无臂，仍无敌上礼为之，而莫之应，则攘臂而仍之。仍者，继之以争也，执无兵，无形可窥则无战不胜。祸莫大于轻敌，轻敌则几丧吾宝圣人之大宝曰位！故抗兵相加，怒者不胜，哀者胜矣。柔弱胜刚强，不易之理也。

章七十八

（原第二十六、第三十六章）

重为轻根，静为躁君。是以圣人终日行不离辎重，虽有荣观，燕处超然。奈何万乘之主而以身轻天下？轻则失根，躁则失君。鱼不可脱于渊，国之利器不可以示人。

重为轻根，静为躁君。是以圣人终日行路不离辎重，以重为根也。虽有荣观，燕处超然，以静为君也。奈何万乘之主而以身轻天下？轻则失根，躁则失君，是鱼出于渊而利器假于人矣。鱼不可脱于渊，国之利器不可以示人也。

章七十九

（原第六十七章）

天下皆谓我道大，似不肖。夫唯大，故似不肖。若肖，久矣其细也夫！我有三宝，宝而持之：一曰慈，二曰俭，三曰不敢为天下先。夫慈故能勇；俭故能广；不敢为天下先，故能成器长。今舍慈且勇，舍俭且广，舍后且先，死矣！夫慈，以战则胜，以守则固。天将救之，以慈卫之。

天下皆谓我道大，似不相肖。夫唯大，故浑厚深远，似乎不肖。若肖，则大非极品，久矣其细也夫！我有三宝，宝而持之：一曰慈，二曰俭，三曰不敢为天下先。夫慈则强暴感服，故能勇。俭则众有归无，故能广。不敢为天下先，则处后居前欲先民，必以身后之，故能成器长朴散则为器，圣人用之则为官长。今舍慈且勇，舍俭且广，舍后且先，死矣。夫慈则兵民爱戴，以战则胜，以守则固。凡有祸患，天将救之，以慈卫之护卫，顺天心也。非慈则天亦不能救矣。

章八十

（原第五十九章）

治人事天，莫若啬。夫惟啬，是谓早复，早复谓之重积德，重积德则无不克，无不克则莫知其极，莫知其极，可以有国，有国之母，可以长久。是谓深根固蒂，长生久视之道。

治人事天，莫若俭啬。夫惟啬则凿雕为朴，还其本色，是谓早复复命曰常。早复谓之重积德天德已失，复还其旧，是再积天德，故曰重。重积德，天与人归，故无不克克，能也。无不克则莫知其极不知其究竟至于何地。莫知其极可以有国有国为君亦在今内。而可以有国之母根本也，是所早复之天德也。此乃可以长久，固守其母而重积之，是谓深根固蒂，长生久视之道也。

章八十一

（原第七十章）

吾言甚易知，甚易行。天下莫能知，莫能行。言有宗，事有君。夫惟无知，是以不我知。知我者希，则我贵矣。是以圣人被褐怀玉。

吾言甚易知，甚易行，而天下莫能知，莫能行。盖言有宗，其纲纪也；事有君，其主宰也。虽曰易知，而至其君宗，则知其实难。夫惟无知，是以不我知。知我者希，则我贵矣。是以圣人被褐怀玉，不欲人知也。